医師がすすめる

少食ライフ

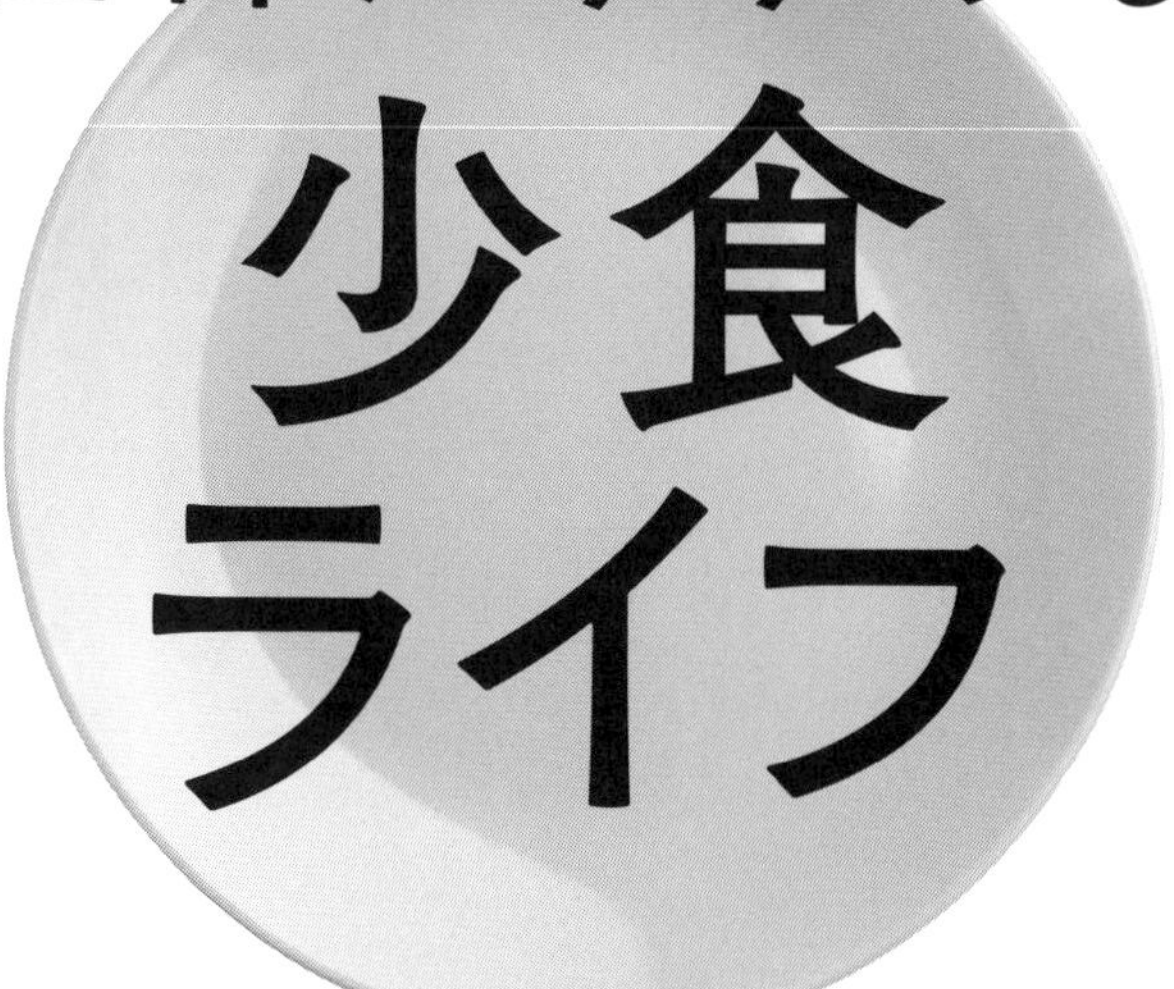

消化器外科医 YouTuber

石黒成治

Seiji Ishiguro

クロスメディア・パブリッシング

巻頭

デトックスから始めよう！

肝臓は24時間デトックスの作業を行っています。いつも働き続けている肝臓ですが、たまには集中的にいたわってあげる必要があります。肝臓の機能をサポートするために特別なサプリメントを摂取することはおすすめしません。まず食事の量を制限して消化に伴う代謝作業を減らします。そして肝臓の機能をサポートする野菜、果物、ハーブティーをとりましょう。

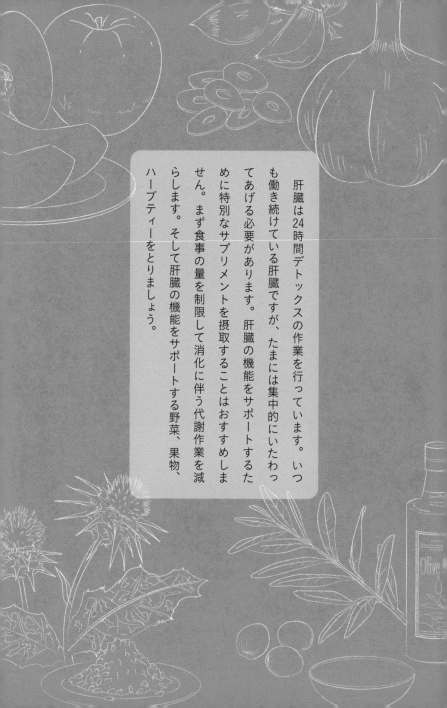

1

りんご

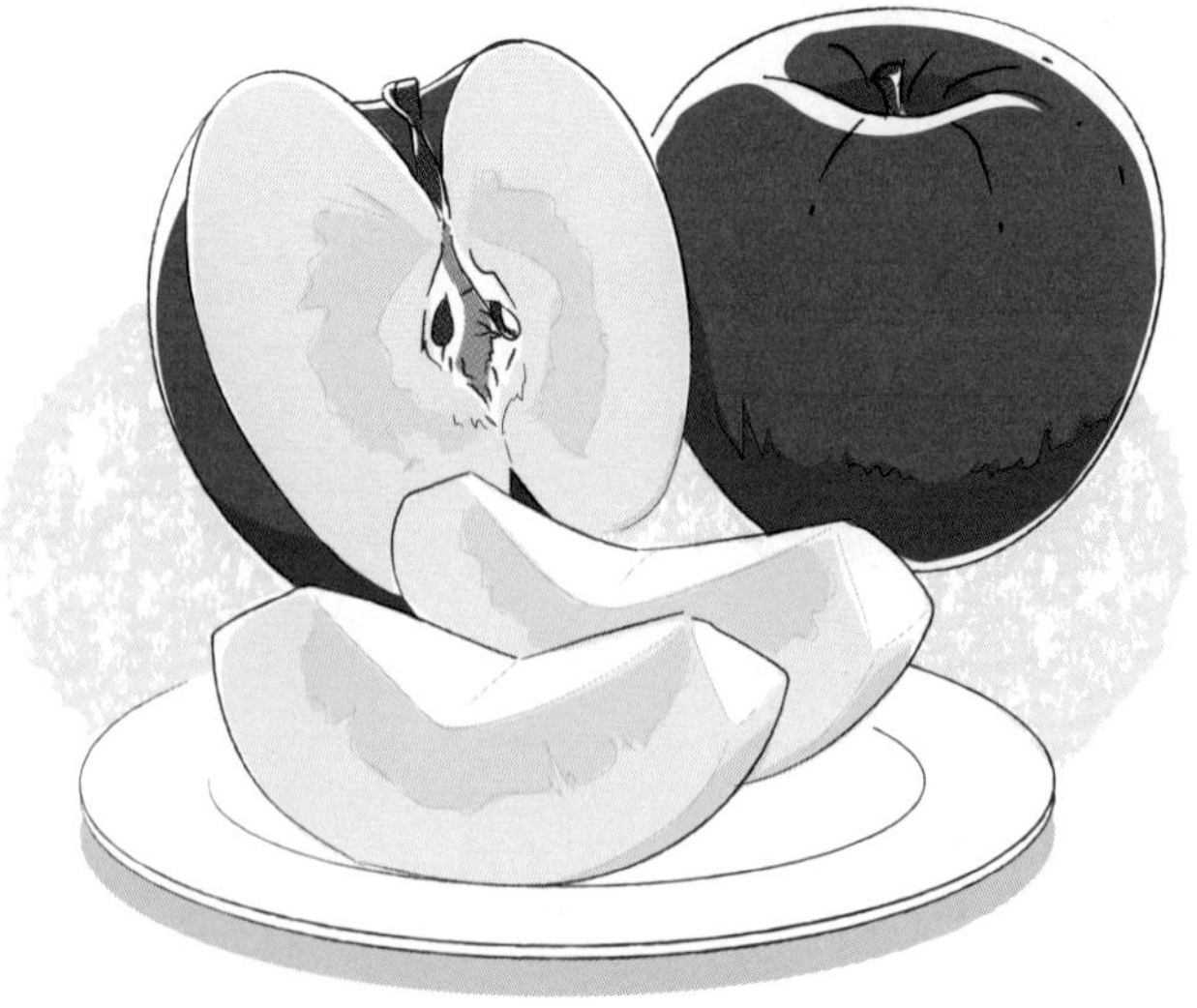

りんごには食物繊維、ペクチンが含まれています。ペクチンは、**善玉菌の餌（プレバイオティクス）**となり、リーキーガットを修復し、腸内環境を改善します［Dig Dis Sci. 2004］。腸から水銀や鉛などの重金属を吸着して排出することを助ける作用もあります［Altern Ther Health Med. 2008］。
腸内の毒素が軽減できれば、肝臓は毒素の負荷を適切に管理でき、体の残りの部分をより適切に浄化することができます。りんごに含まれるポリフェノールであるプロシアニジン、ケルセチンは炎症を抑える効果があります［Nutrients. 2015］。

2

ビーツ

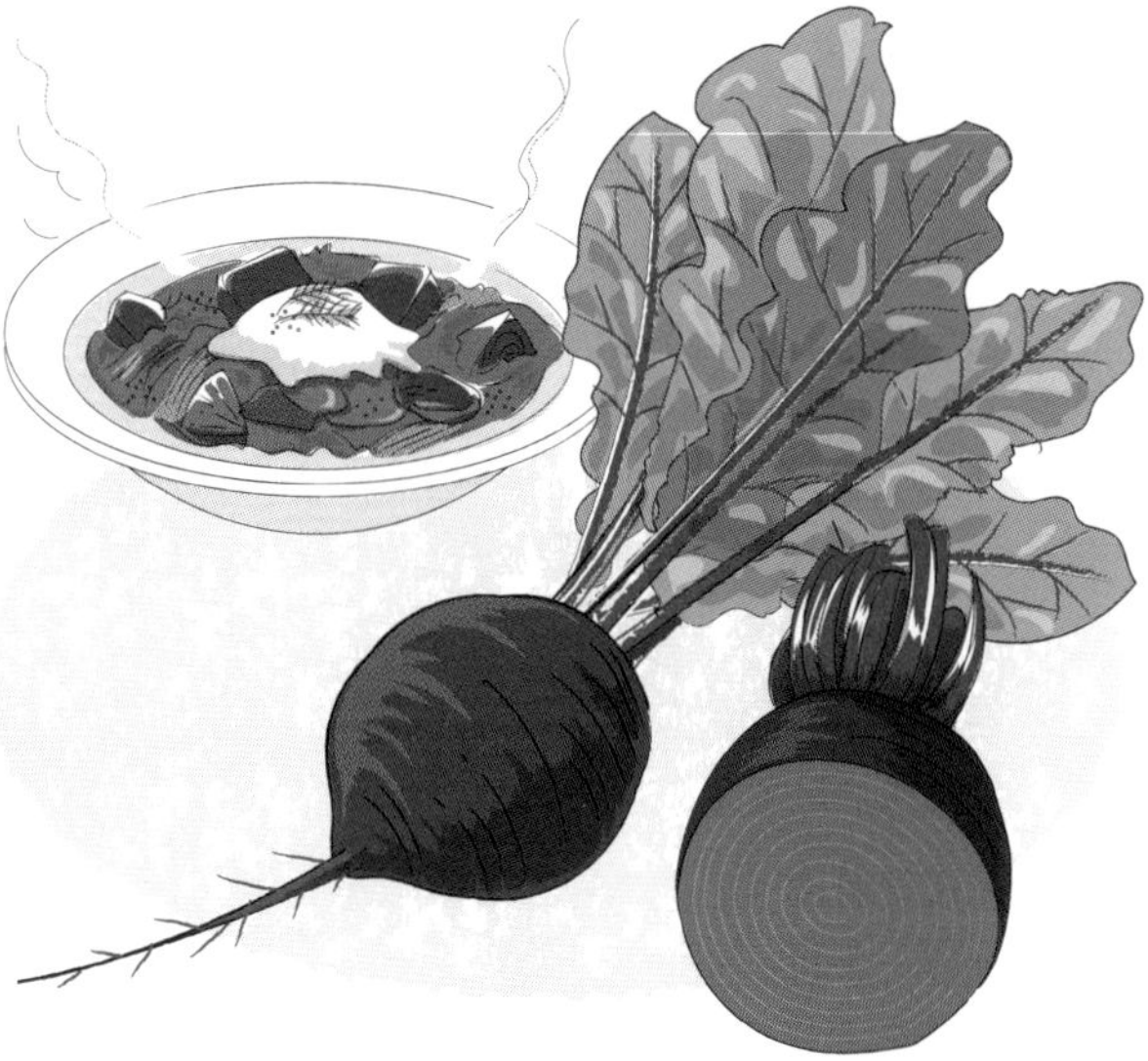

ベタレインと呼ばれる色素は、硝酸塩と抗酸化物質の供給源であり、心臓を健康に保ち、強い抗炎症作用があります［Nutrients. 2015］。動物実験ではビーツのジュースが**肝臓のダメージを軽減し**、自然の解毒酵素を増加させるという結果が出ています［J Food Biochem. 2019］。

3

ニンニク

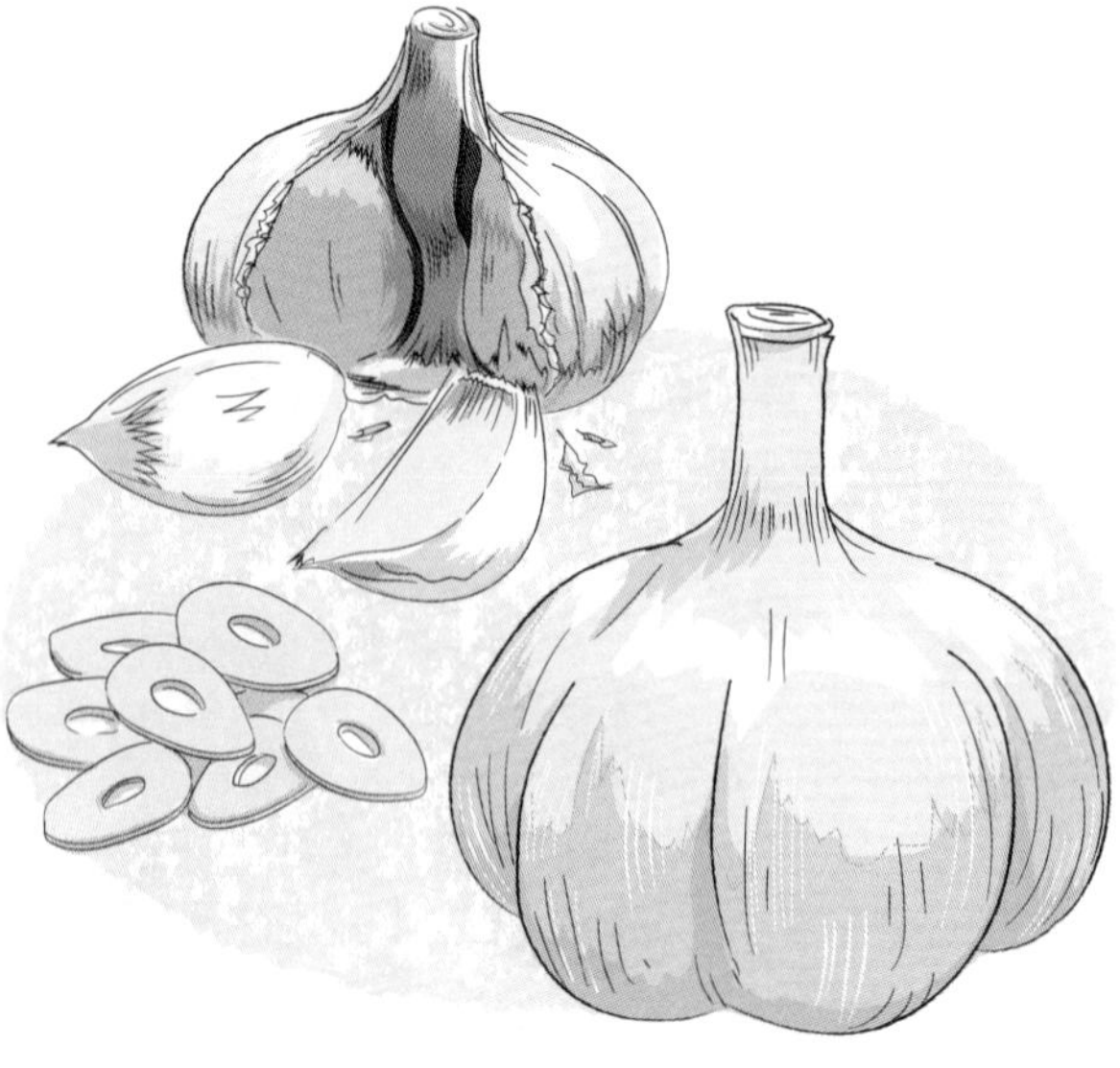

紀元前から重要な薬としての役割を果たしてきたニンニクは、現代でも様々な病気における予防および治療効果に関する実験・臨床報告が行われています。

ニンニクをみじん切りにするとつくられるアリシンが主要な活性化合物です［Avicenna J Phytomed. 2014］。**強力な抗酸化作用のあるアリシン**は肝細胞を保護する効果が認められています［Oxid Med Cell Longev. 2012］。ニンニクの摂取は脂肪肝予防効果［Eur J Endocrinol. 2019］や、週2回以上の摂取が肝臓がんを予防すると報告されています［Nutrients. 2019］。

4

オリーブオイル

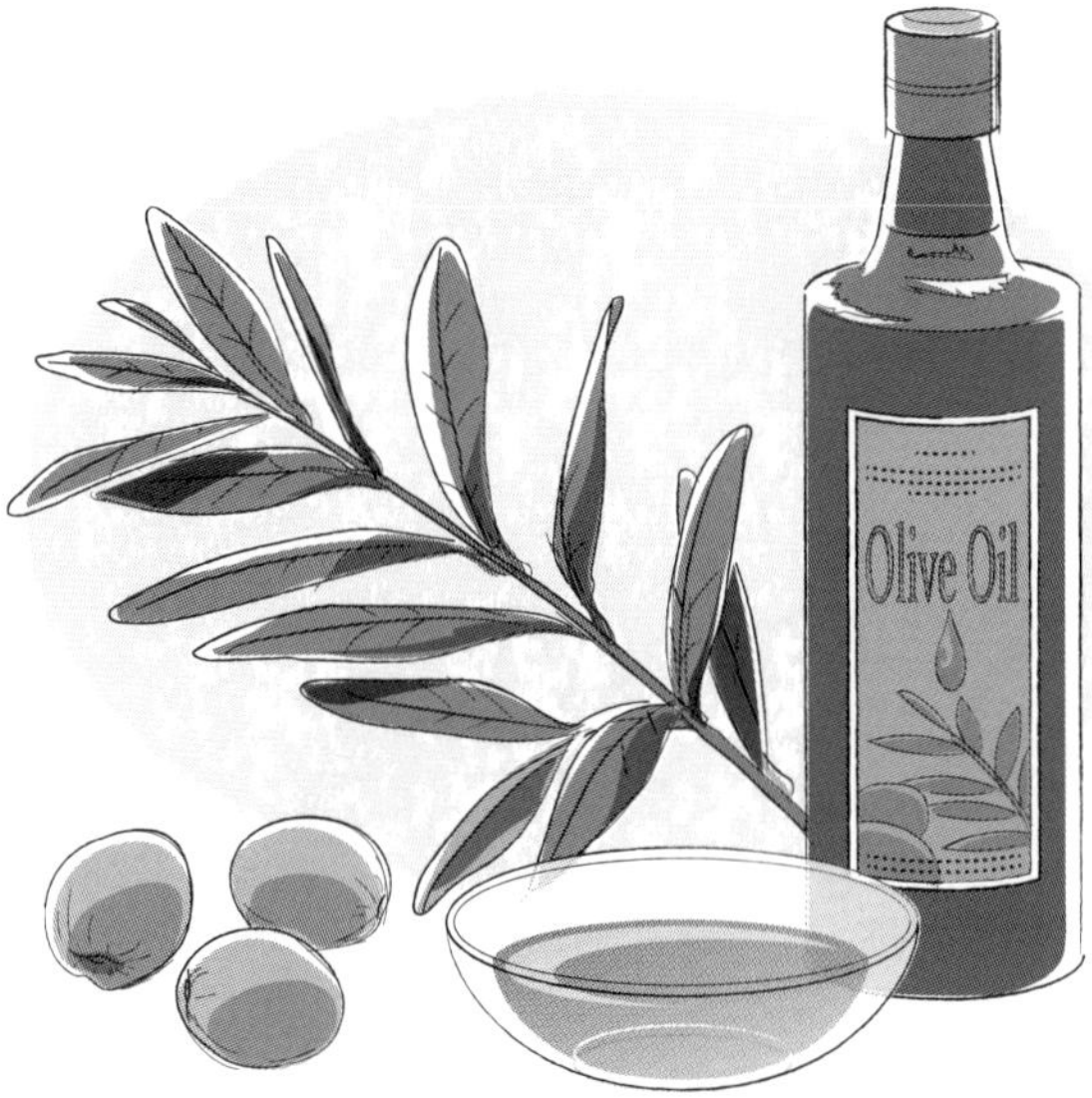

抗酸化作用を持つポリフェノールが豊富なオリーブオイルは、抗炎症効果、抗がん効果などがあることが知られ [Int J Mol Sci. 2018]、欧米人にとっての理想的な食生活とされる地中海式食事法では豊富に使われています。オリーブオイルの脂質は一価不飽和脂肪酸のオレイン酸が83%を占めており、**酸化しにくく健康的な脂質**と考えられています。2型糖尿病患者の食生活をオリーブオイル中心に切り替えたところ、脂肪肝が改善したというデータが確認されています [Diabetes Care. 2012]。

5

ミルクシスル

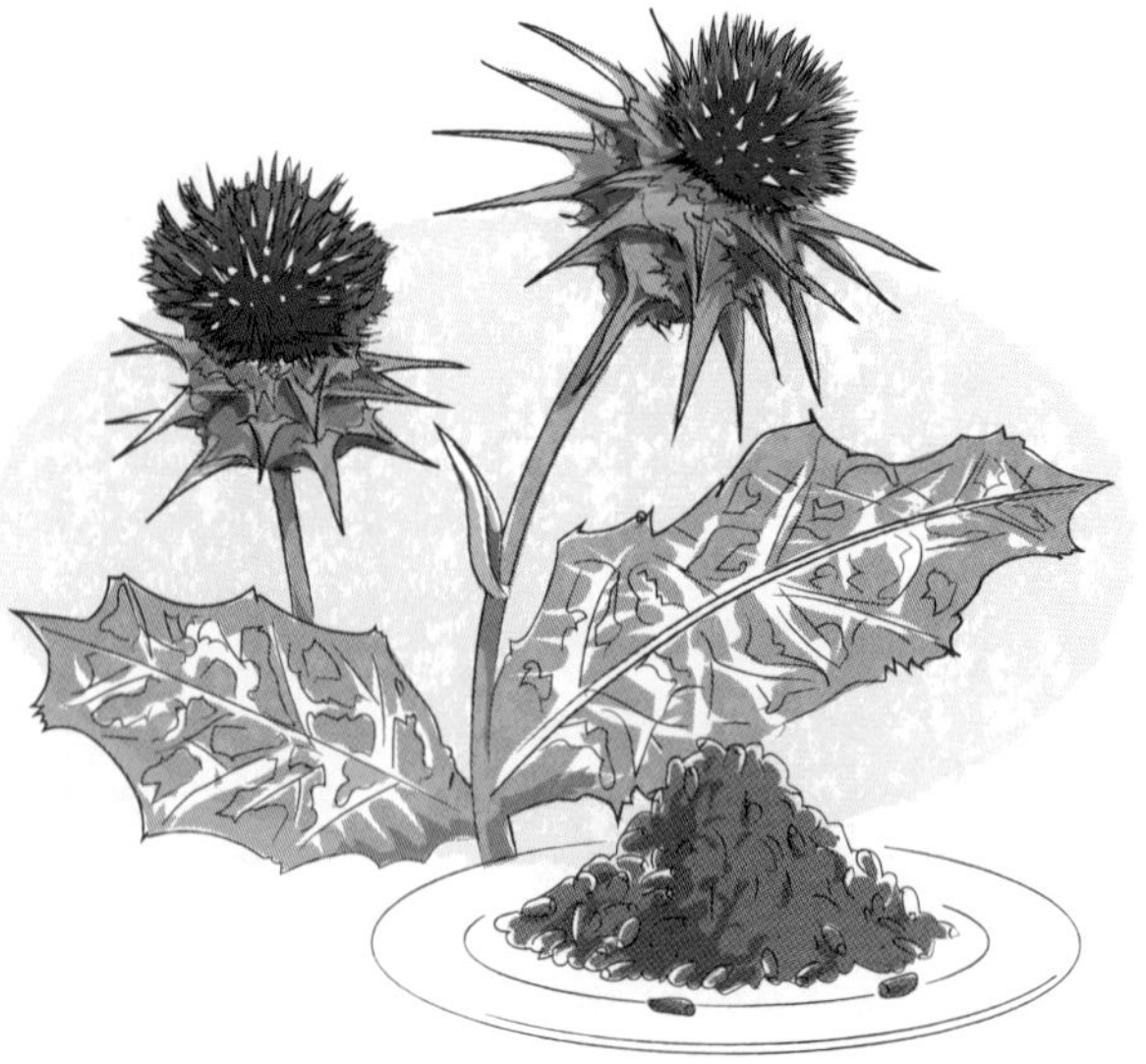

ミルクシスルは、マリアアザミという名前でも知られている植物で、その有効成分**シリマリン**には抗酸化作用、抗ウイルス作用、抗炎症作用を持ち、解毒に重要な抗酸化物質である肝臓内のグルタチオンを上昇させる効果があります［Planta Med. 1989］。肝臓や胆嚢の障害の治療のほか、ヘビの咬傷、アルコール、その他の環境毒から肝臓を保護するために伝統的に使用されてきたハーブです。そのため慢性肝炎、アルコール性肝炎、肝硬変に対して肝保護効果を期待して使用されています［Molecules. 2017］。

6

肝臓デトックスドリンク

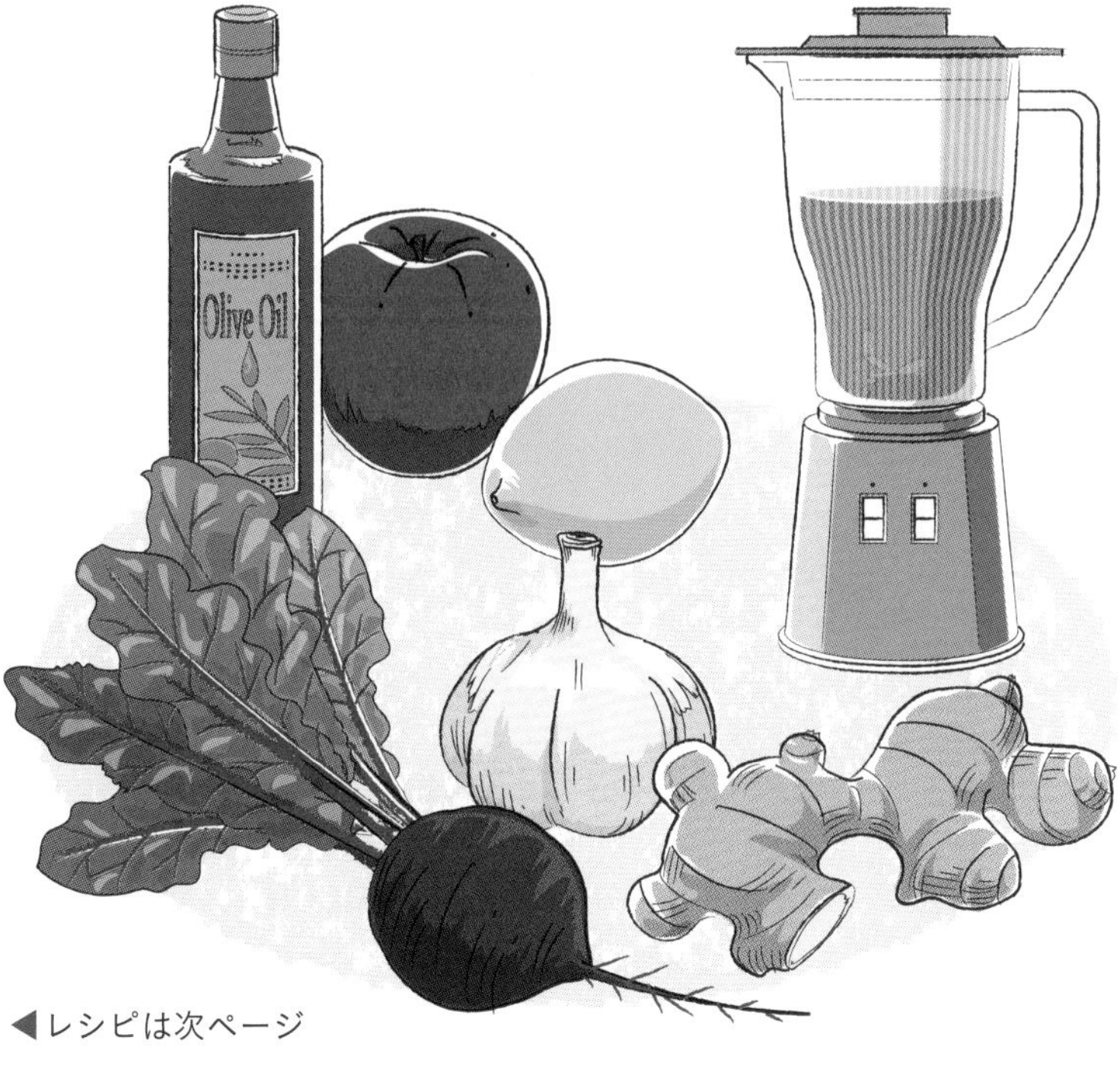

◀レシピは次ページ

肝臓デトックスドリンク レシピ

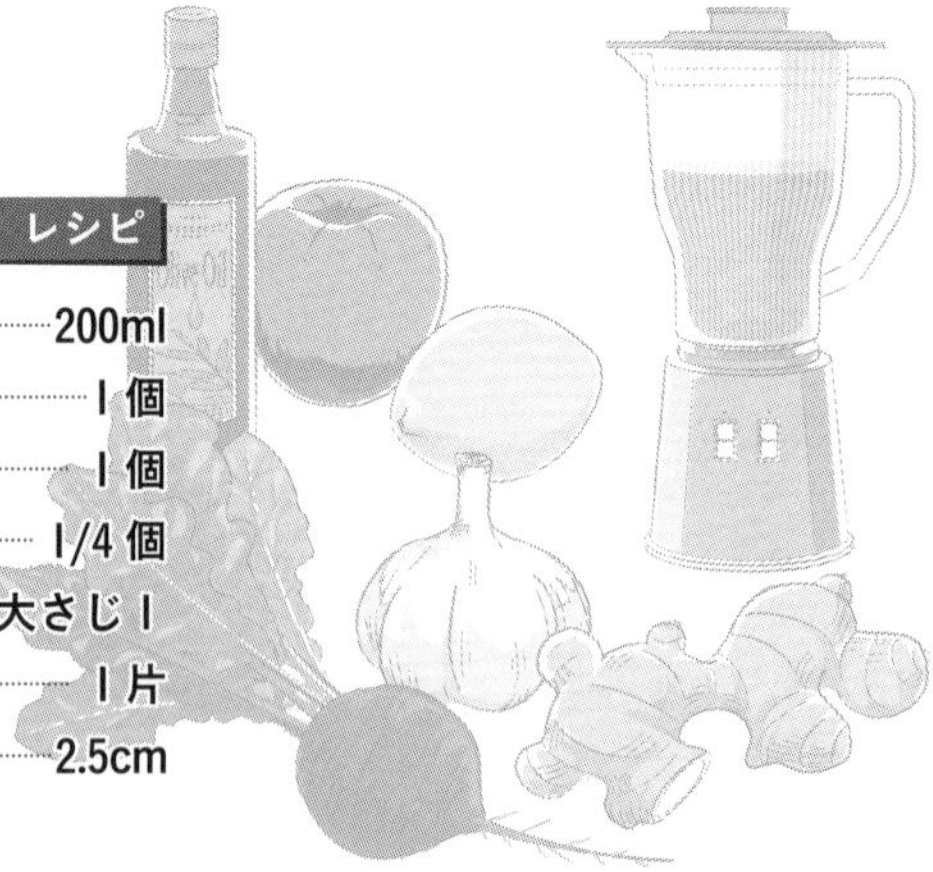

水	**200ml**
りんご	**1個**
レモン	**1個**
ビーツ	**1/4個**
オリーブオイル	**大さじ1**
ニンニク	**1片**
ショウガ	**2.5cm**

晩ご飯から12時間以上の間隔をあけて、朝一番にデトックスドリンクを飲んでみてください。りんごジュースが胆汁を押し出す作用を利用して［Lancet. 1999］、肝臓から胆汁内に老廃物を一気に押し出します。日中はりんご、ビーツのジュースで食事をとらず腸管を安静に保って過ごします。ハーブティーとしてミルクシスルの種のほか、肝保護効果のあるゴボウ茶、ダンデライオン茶（タンポポの根）を煮出して飲むとさらに効果的です。

翌日の朝、同じく肝臓ドリンクを飲む際に、オリーブオイルを大さじ2杯にします。

3日目はオリーブオイルを大さじ3杯として、3日間継続します。生のニンニクを朝飲むので、人に会う必要のない3日間を選んで実行します。

生のニンニクで胃がむかつく人は、まずサイリウム（オオバコ）パウダーを水に溶かしたものを飲み、その20分後にドリンクを飲んでみてください。

他の肝臓デトックス法として、18時間絶食の後、オリーブオイルと搾ったレモンを大さじ1杯ずつ15分おきに8回、合計120mlのオリーブオイルを摂取する方法もあります［J R Soc Med. 1985］。

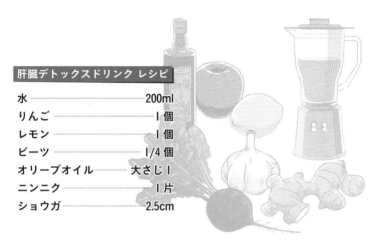

医師がすすめる 少食ライフ　目次

第2章 デトックスのすすめ

第3章 食事のタイミング・時間・回数は？

第4章 少食ライフの実践

第5章 足るを知る生活

Healthy Eating
for Life

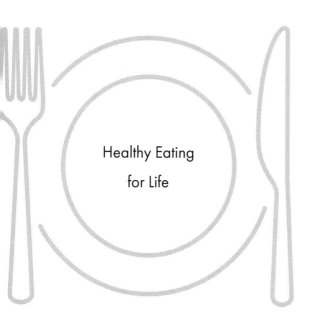

プロローグ

医者の不養生な生活から、少食ライフの実践へ

満腹になるまで食べたあとに、すぐに寝る。これが45歳までの僕の食生活でした。

外科医の生活は想像以上にハードで不規則です。朝から始まった手術が終わるのが、21時ぐらいになることもあり、その後深夜に帰宅。そこからふつうに晩ご飯を食べて眠る。食べるやいなや強烈な睡魔がおそい、毎日ほぼ寝落ち状態でした。

満腹で寝た翌朝は、胃もたれ状態で何かを食べたい気持ちが起こらないのでブラックコーヒーのみで出勤します。小学生のころから朝食は食べていなかったので、**朝は食べない生活をしていたつもり**でした。

しかし、実際は手術前や外来前にちょっとしたお菓子（大福、最中など）を買って食べていました。病院内にはコンビニがあるので、手術や仕事の合間にはお菓子やフルーツジュースを買って小腹を満たす。そんな生活をずっと続けていた訳です。

前著『食べても太らず、免疫力がつく食事法』ではファスティングを紹介しました。一般にファスティングは日本語では〝断食〟と訳されます。しかし「断食」と聞くと、チベットの僧侶が何日も飲まず食わずで修行して悟りを開く、つらく苦しいイメージがあるかもしれません。

しかし、**ファスティングとは必要な栄養素をとりながら固形物の摂取を制限する食事戦略**です。最低限必要な栄養素は水分、ビタミン、ミネラルです。そして脂質、たんぱく質を固形物ではない形で摂取します。摂取するものの中に糖質は含めません。糖質を入れるファスティングでは、そのメリットのひとつであるインスリン抵抗性の改善、糖質依存の改善が得られないためです。この**固形物を〝食べない〟食生活を初めて行った時の、体の疲労感の消失、頭の冴えが戻ったことをいまでも忘れません。**

「人は失って初めてその大切さに気づく」と言われますが、**健康については失っていても大切さに気がつきません。**

若いころにできた運動を久しぶりにやってみたけど体が動かなかった、肉を食べると胃もたれするようになってきた、寝つきが悪く睡眠時間が短くなり夜中にトイレにも起きる。この現象を〝年をとったから〟という理由で片づけてしまいがちですが、**現代人**

の多くは実際の年齢よりも〝老化〟していることが多いのです。

僕は**この老化の原因の多くは食べすぎにある**と思っています。**食べすぎない生活を開始してからの僕の体調は劇的に変わりました。**

そして**現在でも一番心がけていることは食べすぎない生活を続けるために間欠的ファスティングを行うこと**です。間欠的ファスティングとは1日のうち、固形物を食べる時間と食べない時間を分ける方法です。固形物は食事時間内のみで食べます。通常は**食べない時間を16時間以上**として、この間は水分のみで固形物は摂取しません。必然的に食事量が少ない生活を送ることになります。

本書では食を律する**「節食《せっしょく》」**ということを意識しながら、健康についてのテーマを展開していきます。そして、**「節度ある食事を実践するライフスタイル」を「少食ライフ」と呼ぶこととします。**

食べすぎることを戒める言葉は古くから存在します。江戸時代の儒学者・漢方医である貝原益軒《かいばらえきけん》は『養生訓《ようじょうくん》』の中で**「珍しいものや、おいしいものに出合っても、八、九分でやめるのがよい。腹一杯食べるのはあとで禍がある」**と食べすぎの弊害を説いています。

益軒はいつも慎んで食欲を我慢しないと人は病気になると考えていました。一方で、16

世紀のイタリアの貴族で102歳まで生きたルイジ・コルナロは『無病法』の中で節食の健康に与える影響について説明しています。食事を食べすぎる弊害については中国古典医学書『黄帝内経《こうていだいけい》』やインド古代医学のアーユルベーダの教えにも記載されています。

少食にするといいのであれば、「食べなければいいんですね」と安易にとらえる人がいるかもしれません。しかしどのような栄養をとるか、どのような生活スタイルを送るかを明確にデザインせず、単に食べる量を減らしてみても、ほとんどの人が欲に勝てなくなります。ちょっとストレスがたまると甘いものを食べすぎたりして元の生活に戻ってしまいます。**必要な栄養素を摂取すること、筋肉を落とさないように運動を行うこと、睡眠時間を確保すること、ストレスない生活を送ること**ができなければ、少食ライフを継続することはできません。

本書では満腹になるまで食べて寝ていた、医者の不養生を自ら実践していた生活を改善し、少食ライフを開始、継続していく方法についてお話ししていきます。現代人は、テレビ・雑誌・インターネットから食欲を刺激され続け、食欲に振りまわされ、知らず知らずに過食に陥っています。

「腹八分目に医者いらず」という言葉は知っていても、食を律することの優れた効果を理解している人はきわめて少ないと思います。そのことに気づいている人たちでも、欲望を我慢して長く生きるより、「人生が短くても好きなように生きる方がよい」などと言い訳をして欲を抑えようとはしません。「少食ライフ」を通して、みなさんに幸せな生活を提供できればと思います。

人は本能的に変化を嫌います。食べない生活が続くと、脳の中の欲望を発する部分からもっと食べるように指令が出てきます。そして、自分の脳だけでなく、僕たちの腸の中の共生生物である腸内細菌も、もっと食べるように刺激を出してきます。

少食を行おうと心で思っても、元の生活に戻るように仕向けられてしまうので、決して意志が弱いから決めた食事習慣を続けられないのではないのです。

また、僕が直接指導した健康スクールの生徒さんたちが、「少食ライフ」を実践した結果、人生がどう変わったか？　についてもお話してもらっていますので、巻末の付録をお読みください。

本書を手にとったあなたには、「少食ライフ」を通じて、自分の人生をコントロールできるような、豊かな人生を楽しんでいただければ幸いです。

第1章

少食ライフと長寿

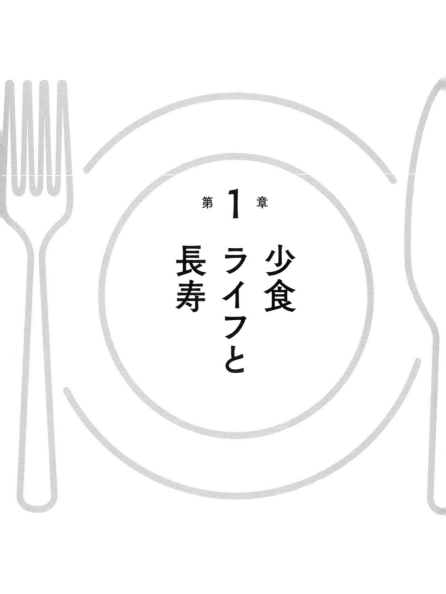

Healthy Eating for Life

01

長寿の証明

「生活に節度を持つ」がこの本の一貫したテーマになります。では何に節度を持つのか？　それは気持ちの赴くままに食べたり、気乗りがしないから運動しない、いつも夜更かしして睡眠不足、暴飲暴食してストレス発散などといった規律のない生活習慣に対して節度ある態度を身につけていくことです。

この節ではまず「寿命を延ばす効果がある」と報告されていることを紹介します。

❶ 食事のカロリー制限を行うこと［Ageing Res Rev. 2014］

❷ 果物、野菜、全粒穀物などの植物ベースの食事をすること［JAMA. 2004］

❸ 1日15分の運動をすること（寿命3年の価値を生み出す）［Lancet. 2011］

❹ 社会とのかかわりを持ちコミュニティに属すること［Am J Epidemiol. 1979］

❺毎日7〜8時間の睡眠をとること［Sleep. 2010］
❻マインドフルネス（瞑想など）を実践すること［J Pers Soc Psychol. 1989］

カロリー制限は実験では一貫して寿命を延ばすことが証明されています。酵母の研究では寿命を3倍に、ネズミの実験では寿命を30〜50％増加させます［Science. 2010］。しかしこれまで長寿の人は食事が少ない傾向であると疫学《えきがく》調査は示していますが、ヒトでのカロリー制限が、直接寿命の延長に繋がるとは証明されていません。カロリー制限をしている人は肥満になりにくいため、結果的に長寿になることは想像にかたくありません［Maturitas. 2012］。食べないことによる長寿のメカニズムとは一体なんでしょうか？

Healthy Eating for Life

02

NMNは本当に老化を防ぐのか?

長寿のサプリメントと聞くと飲みたくなりますか? 世界のアンチエイジング市場が年間数百億ドル規模で展開されています。アンチエイジングの商品は様々で化粧品、美容器具などありますが、サプリメントも人気です。その中でも近年注目されているのはニコチンアミドモノヌクレオチド(NMN)です。

細胞の中にはエネルギー代謝、DNA修復、遺伝子発現など、多くの重要なプロセスに関与するニコチンアミドアデニンジヌクレオチド(NAD+)という補酵素が存在します。**動物実験では、NAD+のレベルを上げると、老化の兆候が逆転し、多くの慢性疾患のリスクが低下する**ということが報告されています[Cell Metab. 2016]。NMNは

ＮＡＤ＋を素早く上昇させます［Cell Metab. 2016］。そのためＮＭＮにアンチエイジングの効果があるのでは？　として注目されているわけです。実際に**動物実験上では、ＮＭＮは老化を予防する**ことが示されています［Aging Cell. 2008］。

ＮＡＤ＋がアンチエイジング、長寿の効果を発揮するメカニズムはサーチュインという遺伝子を活性化することが想定されています［NPJ Aging Mech Dis. 2016］。サーチュイン遺伝子は不老長寿の遺伝子として２０１１年にＮＨＫスペシャルなどで報道されたためご存じの方も多いと思いますが、**遺伝子のダメージを修復したり、炎症を抑える機能を発揮します。**サーチュイン遺伝子の活性化は、健康的な老化のためには欠かせないと考えられています［Biogerontology. 2017］。

ＮＭＮのサプリメントを摂取してＮＡＤ＋が上昇、そしてアンチエイジング、長寿につながるならということで、ＮＭＮのサプリメントを飲む人が増えているようです。しかしこのＮＭＮのサプリメントの値段はものすごく高いものが多いです。ＮＡＤ＋はもともとビタミンＢ３の代謝によってつくられる物質です。体の中にビタミンＢ３が存在すれば基本的に体の機能により枯渇するものではありません。研究者はＮＭＮが素早くＮＡＤ＋に合成されるので、ビタミンＢ３をとるのに比べて比較にならないほどの効果があると主張するかもしれません。

しかし体の中の代謝経路はお互いに関係性を持って調和がはかられています。特定の物質を増加させるような代謝経路を活性化すれば、長期的には体の中で増えすぎない、非活性になるように調節が行われていきます。よって長期的にメリットが続くとは考えにくいのです。そのような高いサプリメントを購入するなら、**生のレモンやグラスフェッドギー（バターからたんぱく質を除去したもの）、有機野菜に投資した方が確実な健康効果があると思います。**

そして、そもそもサーチュイン遺伝子を活性化するなら、カロリー制限を行うだけで活性化されます［Genes Dev. 2013］。このことはカロリー制限が寿命に影響を与えるメカニズムのひとつだと考えられています。高価なサプリメントをとるより、食べる量を減らす方が長期的な副作用を心配する必要もなく、安上がりで確実な長寿の方法だと思いませんか？

Healthy Eating for Life

03

長生きしたくないと言う人は

突然ですが、あなたは長生きしたいと思いますか？　いまから10年前に僕もこの質問をされたことがあります。その時の答えは「長生きしたいとは思わない」でした。ですが、いまは同じ質問に対してはっきりと「長生きしたいです」と答えます。この答えの変化が起こった理由をお話しします。

老化に対するイメージは様々です。厚生労働省が発表した2019年日本人の平均寿命は男性81・41歳、女性87・45歳と戦後一貫して増加し続けています。しかし、同じく厚生労働省の発表では人生の晩年のうち、男性は8・8年、女性は12・4年は寝たきりや介助を要するなど日常生活に著しく制限を感じながら生活をしているとしています。

老後に、自分自身で身の回りのことができない、歩行や立ち上がりなどの移動能力が低下するなどのイメージを持ってしまうと〝長生きはするものじゃないな〟となる訳です。

しかし、老化を予防する方法が分かればどうですか？　年をとっても足腰が丈夫で身の回りのことが自分でできる、年齢を重ねても頭脳も明晰。頭の回転も早く新しいアイデアがどんどん浮かんでくる。毎日パワーがあってこれまでの経験を生かして新しい仕事や趣味を始める。知人や職場の仲間から尊敬されている。そんな状態だとしても、あなたは〝長生きしたくない〟という考えになりますか？

あなたには「長生きしたい」と思うようになってほしいと思います。僕自身が長生きをしたいと考えるようになったのは、ビジネスを始め、会社を興してからでした。僕が健康に目覚めるきっかけとなったのは、前著『食べても太らず、免疫力がつく食事法』で書いたように自分自身の体がボロボロであったことでした。

そしてその健康状態が改善した時に、こういった健康状態で悩む人たちの力になりたいと考えるようになり、ＳＮＳでの発信を始めました。外科医としての大学病院勤務時代は毎日が昨日と同じ日の繰り返しで、楽しいと感じる人生を送っていませんでした。しかしいまは、経験したことのない刺激を受け、毎日が楽しいと感じられるようになりました。そしてこんな毎日なら「長生きしたいな」と思うようになってきたのです。

もちろんすべての人が新しい目的を持って事業を行う必要はありません。心の奥底で眠っているこれまでやりたいけどやれなかったこと、我慢してきたことを、やってみてほしいのです。また年齢を重ねても、誰かの世話をしたり、ボランティア活動ができたりすれば、その活動も素晴らしいと思います。いまの時点で人生の目的が見えない、先が見えなくても問題ありません。

しかし、日々新しく面白いことをする、誰かの世話をする、何かを達成することは、体が健康でないとなかなか続けることはできません。ですので**あなたにはまず何も考えずに健康状態を取り戻してほしい**のです。健康状態が改善すれば、自ずと〝生きる〟目的が見えてきます。そして「長生きしたい」となっていくのです。

では長生きするために、どんな行動をとっていく必要があるでしょうか？

Healthy Eating for Life

04

長寿の必要条件

長生きしたいとはいえ、前項で書いたように何年も寝たきりでいる状態では長生きしたいと考えることは難しいと思います。

長生きの条件としては健康寿命が延びること、**すなわち年齢を重ねてもしっかりと動けること**が重要です。そのため、**いかに年齢を重ねても動ける体を維持できるか？**を考えなくてはいけません。

ロコモティブ症候群という言葉を聞いたことがありますか？　筋力の低下、関節の障害、骨折などにより寝たきりや歩行困難など、要介護になるリスクが高まる状態のことです。ロコモティブ症候群の原因は転倒による骨折や、関節の痛み、栄養障害による筋肉の萎縮、バランス機能の低下などがあります。病気が進行すると歩行や立ち上がりが困難になり、日常生活が制限されて、長期の介護が必要となります[Clin Interv Aging. 2018]。

ロコモティブ症候群予防のためには早期からの筋力トレーニングを実施することが必須です。サルコペニアとは加齢に伴う筋肉量の減少をいいます。**筋肉量は50歳から75歳までの間に約25%失われます**[Am J Physiol. 1997]。**筋肉量の減少は30歳前後から顕著になり60歳までの間に年間250gずつ失われていきます。**しかし同時に脂肪の量が年間500gずつ増加していくため、一見大きな体重減少がなくても確実に筋力は低下しています[Am J Clin Nutr. 1999]。高齢者はもちろんですが、40代・50代であってもサルコペニアを予防するために毎日の筋力トレーニングを行わなければ、将来のロコモティブ症候群は避けられません。

健康的な長生きの必要条件は筋力を維持することです。同じく長生きの条件としてカロリーを制限することも重要とお伝えしました。しかし、カロリーを制限すると筋力が落ちてしまうのでは？　と考えるかもしれません。**実際カロリー制限は筋肉量を低下させます。**ＢＭＩ30以上の18歳から55歳の成人で減量のプログラムに参加しました。参加者は1日400kcalの制限食を8週間継続しました。その間に体重は平均で7・1kg減少しましたが、同じく除脂肪体重（体脂肪以外の筋肉、骨、内臓、血液などの総和）も1・6kg減少しました［Obesity (Silver Spring). 2016］。しかし、**カロリー制限下であっても週3日筋力トレーニングを行うと筋力、筋持久力は高まります**［Eur J Sport Sci. 2017］。

この筋力維持効果はファスティングを導入するとさらに効果的です。上記のBMI30以上の18歳から55歳の成人の減量プログラムで、400kcalの制限食の代わりに1日おきにファスティングを行うと（1日目は制限なし、2日目は24時間食べないを繰り返す）、体重はさらに減少します（8・2kg減）。しかし、**除脂肪体重の減少量は1・2kg低下します。**筋肉をはじめとするたんぱく質分解はファスティング初期にはわずかに亢進しますが、継続すると低下することが分かっています［West J Med. 1982］。**ファスティングと筋力トレーニングを併用すれば、カロリーを制限しながら筋力を維持することは可能なのです。**

Healthy Eating for Life

05

たんぱく質は健康によいのか？

体の中のあらゆる代謝反応は酵素を介して行われます。一つひとつの化学反応に特異的な1種類の酵素が反応し、体内には約2000種類の酵素が存在すると言われています。酵素はたんぱく質でできています。よって、たんぱく質が細胞にとって重要な物質であることは間違いありません。そのため、卵、お肉、乳製品などのたんぱく質、プロテインパウダーなどを毎日意識的に多く摂取している方はたくさんいます。

たんぱく質は酵素以外にも、筋肉や骨など私たちの体の構造の中心となる成分です。それでは、たんぱく質をたくさん摂取することは体によいことなのでしょうか？

たんぱく質を摂取すると、まず胃の中で消化されます。胃壁からはペプシンという消化酵素が分泌されます。消化酵素には働く適切なpH（酸性度）があります。ペプシンはpH1〜3という強酸性の状況下で活性を発揮します。人は年齢を重ねるにつれて胃酸分泌能力が低下していきます。これは胃の粘膜が萎縮してくることによります。代表的な原因としては、ピロリ菌の感染です。ピロリ菌自身はアルカリであるアンモニアを分泌して胃酸を弱めてしまうのと同時に、その存在による慢性炎症によって胃酸を分泌する組織を萎縮させてしまいます。

胃酸分泌が低下する結果どうなるか？　ピロリ菌感染のある人（50代以降では80％以上とも言われる）はもちろん、感染のない人でも**年齢を重ねるにつれて大量のたんぱく質を分解することが難しくなっていきます。**たんぱく質は胃を通過すると次は膵臓の消化酵素、腸内細菌の分泌する酵素によって分解を受けます。当然膵臓の分泌能力も年齢を重ねるにつれて低下していきます。若いころは焼肉を食べても何ともなかったのに最近は胃がもたれる気がする、というのは当然です。

たんぱく質の分解能力が落ちた状況で、体にいいと信じてたくさんのたんぱく質を食べるとどうなるでしょうか？　たんぱく質は分解されてまずペプチドという形になります。これはアミノ酸が複数連なったものです。最終的にペプチドは小さく分解されていき、アミノ酸になり体内に吸収されます。しかしたんぱく質の分解能力が落ちている状態では、消化吸収されずに残ったペプチドが大量に腸の中に残ります。ペプチドは大腸に至ると、腸内細菌によって腐敗という代謝を受けます。その結果アンモニア、アミン、インドールなどの物質がつくられます。アンモニアは尿臭のもとになり、アミンは魚の生臭さの臭いです。インドールは便の臭いの要素ですので、これら物質が増加すると便の臭いがどのようになっていくか想像にかたくありません。便中のアンモニアの量はたんぱく質摂取量に比例します[Gut. 1997]。これらの物質は腸から吸収されますので、尿の中や呼気中からも検出されます。**尿の臭い、口臭の原因ともなっていきます。**

Healthy Eating for Life

06

真夏の炎天下に卵をおいておくと？

真夏の炎天下に生卵をしばらくおいておくことを想像してください。気温は37℃、湿度も60％ぐらいあるとします。数時間そのまま放置したらどうなるでしょうか？　おそらくものすごい異臭を放っていると思います。

食事をとってから排便されるまでの時間を腸管通過時間と呼びます。腸管通過時間のうち、大腸の前半部から大腸の後半部までどれくらいで通過するかということが検討されています。便秘のない男性では平均7・2時間、便秘のない女性では31・8時間でした［日本大腸肛門病学会雑誌 63：2010］。それに対して便秘の女性の大腸通過時間の平均はなんと110時間。実に5日近くも腸の中にいるわけです。便秘女性の排便は1週間以上前に食べたものであっても不思議はないのです。

冒頭に示した真夏の炎天下の37℃、湿度60％という環境は、腸内の環境そのものです。炎天下の生卵のように、腸の中で5日以上も消化されないたんぱく質がいることが健康によいはずがありません。

たんぱく質をたくさん摂取することをよいとする食事法はたくさんあります。肉やチーズをたくさん食べて糖質を制限する食事法や、脂質をカットした鶏のささみをたくさん食べることを推奨する食事法は、その人のたんぱく質の分解能力を考慮していません。**私たちの体には何を食べたかよりも、何をどれだけ分解して、どれだけ吸収できたかの方が重要です。**

肉食を増やすと便臭が強くなります。大腸まで到達する食物由来のたんぱくやペプチド類が多くなり、腸内にペプチド分解物である腐敗産物が多くなるためです。とくに胃酸分泌を抑制する薬を飲んでいる人は、たんぱく分解吸収能力が低下します。腸内菌による腐敗が亢進して尿中の腐敗産物の濃度が上昇することが確認されています[Aliment Pharmacol Ther. 1998]。この腐敗産物が多くなると様々な健康状態の悪化が起こります。

たんぱく質をたくさん食べることについて考えさせられるデータをひとつ紹介します。50歳以上の6381人を18年経過観察したデータで、たんぱく質の摂取量と死亡の関係を見ました[Cell Metab. 2014]。食事カロリーのうち、たんぱく質が20％以上（高たんぱく群）、10〜19％（中程度）、10％未満（低）の3群に分けて検討すると、**高たんぱく群は低たんぱく群に比べて4・3倍がん死亡リスクが高い**という結果でした。

米国のデータですので、たんぱく質のほとんどが卵、肉、乳製品などの動物性たんぱく質になります。中程度でもがん死亡率は3倍上昇していました。これはベース年齢が50〜65歳の人のデータで、実は**ベース年齢が65歳以上の人は逆に高たんぱく群は、がん死亡リスクは0・4倍になり、高たんぱく群が、がん死亡が少ない結果でした。**

年齢が若いうちはたんぱく質、とくに動物性のたんぱく質の摂取量には注意をする必要があるということです。

Healthy Eating for Life

07

「ブルーゾーン」――世界で最も長生きの地域

日本で最も長寿の人々が暮らしている場所はどこでしょうか？　それは沖縄県です。世界には健康で長生きの人々が数多く居住する特別な地域が5箇所あります。その地域をブルーゾーンと呼び、90代はもちろん、100歳を超えるセンテナリアン（centenarians：100歳以上の人）、110歳を超えるスーパーセンテナリアンが多数暮らしています。

5つのブルーゾーンの地域は、イタリア・サルデーニャ島、米カリフォルニア州のロマリンダ、コスタリカのニコヤ半島、ギリシャのイカリア島、そして沖縄です。ブルーゾーンという名前の由来は、最初に長寿の地域として発見されたイタリア・サルデーニャ島の地図の位置を青いマジックで囲んだことによります。

サルデーニャ島の住民が１００歳まで生きる確率は、世界の他の地域の10倍以上であり、ロマリンダは全米の平均年齢よりも10歳以上長生きします。ギリシャのイカリア島では3人に1人が90歳以上生きます。沖縄は世界の中で最も長寿の女性たちが暮らしていることで有名です。

これらブルーゾーンを詳細に検討すると、共通する長寿の要素というものが浮かびあがりました。

❶体を日ごろから動かすこと
❷生きがいを持ち続けること
❸ストレスを避けること
❹腹八分の食事習慣
❺野菜中心の食生活で肉、加工食品を少なくする
❻少量の飲酒
❼信仰に基づくコミュニティに属すること

❽ 助け合う仲間をつくること
❾ 家族を大事にすること

この9つの要素は、世界で最も健康で長生きする人々の生活習慣で、ブルーゾーンパワー9と呼ばれました。食事の習慣としては、食べすぎないことと野菜中心の食事、お酒を飲みすぎないことが挙げられています。仲間、家族、知人などとのコミュニケーションや生きがいなど食習慣以外のことがたくさん挙げられているところを考えると、食事の内容よりももっと重要なことがあるというメッセージとも受け取れます。

沖縄には独特の風習「模合《もあい》」という制度があります。金銭の預け合いなど、信頼の置ける仲間同士でつくる少人数のコミュニティで月に1度集まり、飲み会などをして親睦を深めます。**孤独を感じず社会に帰属している意識を持ち続けることができることは長寿に大いに影響していることは間違いありません。**では沖縄の高齢の女性の食生活はどのようなものでしょうか？

Healthy Eating for Life

08

沖縄の食生活の秘密

沖縄の高齢者の食生活データは戦後直後のものであるため、質素であったことは想像にかたくありません。沖縄の高齢者の食事の中心はお米ではなく、ほとんどがサツマイモ（紅芋）です。食事の60％以上はサツマイモのほか、竹の子、大根、ゴーヤなどの野菜で、穀物（33％）はキビが多くコメの摂取は少なめです。魚、肉などの動物性のたんぱく質はほとんどとらず、大豆（豆腐、味噌、納豆、枝豆）などの植物性たんぱく質も5％程度でたんぱく質摂取量が少なく、脂質はほとんど摂取しません。食事のほとんどが炭水化物（糖質と食物繊維）であることを考えると、たんぱく質の量や脂質の量はあまり長寿には影響していないようです。

新鮮な野菜やビタミンEが豊富なサツマイモ、ウコンなどの抗酸化物質豊富な食品を

摂取していることが、長寿の要因である可能性があります。現在の沖縄の食事は高度に西洋化されてしまっているため、若い人と高齢者では全く食事が違います[Gerontology. 2012]。実際現在の沖縄はベーコン、ハム、サラミ、スパム、ソーセージなどの加工肉を摂取する割合が高く、男女ともに50代以降は、ＢＭＩ25以上の肥満の割合が全国平均と比べて著しく高い状況です。生活習慣の調査を行うと、週3～4回以上、夕食後に飲食をする慢性的なカロリー過剰摂取が習慣化してしまっています。そのような現状では、肥満を解消することは容易ではありません。運動を習慣にしている人は男女とも約3分の1と報告されています。

実際の研究でも沖縄の超高齢者とその他の世代の人では酸化ストレスの割合（体のサビ具合の指標）が全く違うことが示されています[Curr Gerontol Geriatr Res. 2010]。沖縄在住の139人（男性30人・女性109人）のセンテナリアンを対象に行った研究です。研究者はサツマイモなどの抗酸化物質が豊富な食品の摂取が、体の酸化ストレスを軽減していると考えました。そこで、酸化ストレスの指標である血液中の過酸化脂質の量を各年代別に測定しました。

結果は図１のようにセンテナリアンの人の過酸化脂質は他の年代に比べて圧倒的に低く、**過酸化脂質の値の低い人が100歳以上まで生存する可能性が高いことが示されています。**

過酸化脂質の値は年齢が低いほど高く、今後の沖縄は長寿が期待できないと考えられています。抗酸化作用のあるビタミンEの濃度を測定してみたところ、センテナリアンは細胞内に高いビタミンEを含有していました。長寿のためにはいかに体のサビをつくらないか、酸化ストレスをうまく処理できるかが鍵になると考えられます。

	20代	30代	70代	80代	100以上
男性	3.34	4.06	3.15	2.92	1.49
女性	3.18	2.95	3.56	2.90	1.72
男女	3.26	3.51	3.36	2.91	1.61

図1 沖縄在住の男女、年代別血清過酸化脂質値の比較（nmol《ナノモル》/ml）

Healthy Eating for Life
09

健康的な習慣に慣れていく

日本の平均寿命を記録的なレベルに押し上げている人口群は60歳以上の年齢層であり、その年代の人々は20代~30代の壮年期に現代のようなファーストフードやコンビニのお弁当などの食生活をしてはいませんでした。

朝はご飯と味噌汁、脂っこい食事はほとんど摂取することなく過ごしていたはずです。

しかし日本食の内容はこの50年で大きく様変わりし、食の欧米化とともに生活習慣病の発症率が増加しています。現在の20代~30代の人々の西洋化された食習慣を考えると、長寿大国日本がこのまま続くかどうかは疑問です。

そして、沖縄の１００歳以上のセンテナリアンのデータを見ると、普段から抗酸化物質を摂取することの重要性は明らかです。細胞内に存在するミトコンドリアは私たちの細胞のエネルギー生産工場です。ミトコンドリアで酸素を用いてエネルギーを産生する際に**フリーラジカル**が出現します。

1956年にフリーラジカルが老化を促進するという理論が提唱されて以来、その理論を裏付ける多くの研究が発表されてきました[J Gerontol. 1956]。フリーラジカルによる酸化ストレスで最もダメージを受けるのは脂質で構成される細胞膜です。脂質がいたみ、過酸化脂質となることで細胞が劣化、老化していきます。センテナリアンの人々は、細胞内に多くの抗酸化物質(ビタミンE)を持っていたことで細胞老化のスピードが抑えられたのだと思われます。

しかしいくら長寿になるからといって、抗酸化物質豊富なサツマイモを主食とする生活は現実的ではありません。現代でも実行可能な日本人にとっての食生活というものを選択していく必要があります。また単純に抗酸化物質だけを食べ続けることができる人はかぎられています。

そして、現実に目を向けていくと、健康志向の人とそうではない人と大きく二分されています。健康志向ではない人はレトルト食品、お菓子、ファーストフードを食べて、さらにエネルギーレベルを下げていきます。逆にエネルギーレベルの高い人はそういった誘惑に負けることなく、健康的な習慣を継続していきます。この違いはどこから来るのでしょうか？

人は習慣化の生き物だと言われます。私たちは習慣化していることは苦もなくできますが、習慣化していない行動をとる時にはパワーを必要とします。自動車学校で免許をとる時には教習所内で車を運転しているだけでも神経を張りつめてグッタリしていたのに、運転技術が上がれば、食べながら飲みながら、場合によってはスマホ片手に運転できてしまいます。習慣化とは一種の〝慣れ〟のようなものです。

抗酸化物質を食べることも、習慣化できなければ、継続することはできません。慣れるまで行動を継続して、習慣化していくための作戦が必要になってきます。

Healthy Eating for Life

10

いくら食事法や健康法を学んでも行動できない理由

新しいことをする時に使用される脳の領域と習慣化されて使用される脳の領域は異なります。**新しいことをする時には主に脳の前頭前野と呼ばれる領域が使われます。**

この領域では、過去と現在の記憶、将来の出来事への期待、未来展望など高度な情報を処理します。ここは意識的な思考だけでなく、何もしていない時でも働き続けている脳領域です。仕事中にふと全く関係のないことを考えたりするような、注意を要しない作業中のさまよえる思考をマインドワンダリング［Mind-wandering Proc Natl Acad Sci USA. 2011］と言います。前頭前野では、マインドワンダリングが行われており、常に脳エネルギーを使い続けている状態になっています。

それに対して習慣化した行動は、主に大脳基底核と呼ばれる発生段階の古い脳領域が使われます。この部位で行う行動は強い意志の力を必要としません［Health Psychol Rev. 2016］。

人は理屈で分かっても行動することができない生き物です。いくら野菜や果物が体にいいと理屈で納得できても行動を変える人はわずかです。「Take5」プログラムという全国的なプログラムがアメリカで実施されました。毎日5カップの果物と野菜を摂取することが重要であることを人々に説明し、参加者の35％が実行すべきであると納得しました。しかし、実際に何を食べているのかを尋ねると、この目標を達成したと報告した人はわずか11％でした［Am J Prev Med. 2007］。**理屈と説明は人々の短期的な意図を変えますが、習慣的な行動を変えることはありません。**

意識的に行わなくては実行できない行動と習慣化の行動では、必要なエネルギーが全く違います。ちょうど重いものを動かす時のように、動き始めてしまえば大した力はいらないけれども、動かし始めるためには大量のパワーを要します。

ある行動を習慣化するためには必ず初めは小さな行動を意識的に繰り返さなくてはなりません。**健康的な生活習慣を実践する上でもこの初動のパワーに注目する必要があります。**日常が疲れ切ってしまっていて、ストレスまみれの生活では未来志向のパワーは生まれません。人の細胞の活動は単純で、必要なエネルギーを得て、不必要な老廃物を出すだけです。この単純な機能が有機的に働いていれば細胞は活性化状態となり、その細胞の集合体である私たちの体は高いエネルギー状態を保つことができます。

エネルギーを得ることと、老廃物を出すことは健康的な細胞を維持する両輪です。**特定の食品を食べて元気になろうと考える前に、体内に生じた老廃物をしっかり排出することができているかにも意識を向けなくてはいけません。**私たちは健康のためには老廃物を体から出すことが必須であるという点を見落としがちです。体から不要なもの、毒素を出すことをデトックスといいます。次の章ではデトックスについて考えてみたいと思います。

第2章

デトックスのすすめ

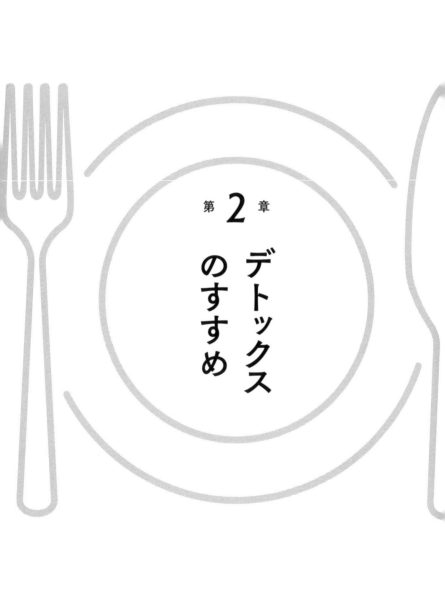

Healthy Eating for Life

01

デトックスとは何か？

デトックスという単語に興味をそそられませんか？　デトックスは、体内にたまった有害な毒物を排出させるという意味で使用されます。この言葉は英語のdetoxification（解毒）からつくられた造語です。多くの人は食事、環境から様々な毒素を吸収してしまっているというイメージが強く、体に毒素がたまっているに違いないと感じています。そのため酵素ドリンクやお茶などの販売ページ、断食合宿や「デトックス」という言葉を並べられると魅力を感じてしまいます。

現代では毒素を完全に避けることは不可能です。外部環境や家の壁紙やフローリングからも毒素が放出されています。健康のためにとプールで泳いでもそこには有毒な塩素が大量に入っています。生きているかぎり私たちは毒素にさらされ続けます。そのためこの世の中での生活を楽しむためには、私たちの体と脳を解毒することにもっと目を向ける必要があります。

一般に毒素は分解されにくく、脂肪に溶ける性質があります。そのため**体の中では、脂質に溶け込む形で蓄積していきます**［Compr Physiol. 2017］。当然体脂肪が多い人には溶け込むチャンスが多くなるわけですから、**肥満の人は深刻な毒素蓄積があると考えなくてはいけません。**ただし、深刻なのは細胞レベルのダメージです。細胞を囲む細胞膜はリン脂質などの脂質で構成されています。ですから**細胞そのものも毒素によって損傷を受けます**［Toxins［Basel］. 2018］。

体内からデトックスをしたいと考える時、次の3つを考えなくてはいけません。

❶ 体内に入ってきた毒素を処理する
❷ 体内で生じた、またはすでにたまっている毒素を処理する
❸ 毒素によって損傷を受けた細胞を処理する

日々体内に毒素は生じているのですから、巷で流行っている酵素ジュースを飲んだだけで、これらすべてのデトックスの活動が行われるはずがありません。デトックスも毎日の健康習慣から行っていくものであるとまず認識してください。

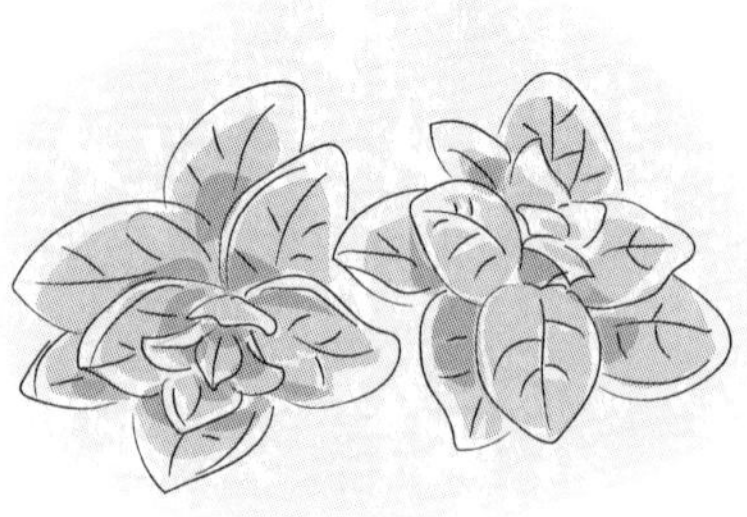

Healthy Eating for Life

02 デトックスの全体観

それではデトックスのやり方を教えます！　というとどんなすごい方法があるのだろうか？　と想像されるかもしれません。何か特殊な薬や特別な装置があるのかと期待しましたか？　しかし答えは拍子抜けするぐらいシンプルです。

デトックスをしているのはあなたの体であり、あなたの細胞です。細胞は1年365日にわたって毒素や体にとって不必要なものを分解・代謝して細胞外に誘導します。そして腸、肝臓、腎臓、皮膚、肺を通じてを体外に廃棄します。すなわち、私たちは**便、尿、汗、呼気を通じて毎日デトックスをしている**のです。

体の中に不要なもの、毒素がたまり込んでいる状況は、これらの排泄器官の機能低下、もしくは排泄能力を上回るものが体内に流入してきた結果です。ここでは2つのデトックスを考える必要があります。ひとつは細胞レベルでのデトックス、もうひとつは臓器レベルでのデトックスです。

細胞レベルでのデトックスでは細胞内で行われている様々な解毒経路、また古くなった細胞の処理システムについて知る必要があります。そして臓器レベルでは排便、排尿、発汗、呼吸の障害がないか？　に注目します。さらにもうひとつは脳です。**慢性的なストレスは免疫力の低下、心疾患、胃腸障害、ホルモン障害など、様々な体の不調を引き起こします**［EXCLI J. 2017］。**脳のデトックス、すなわち思考についてもデトックスをすることが体には必要**なのです。

まずは臓器レベルのデトックスから見ていきましょう。

Healthy Eating for Life
03

肝臓ケアで心がけること

体内の最大のデトックス器官は肝臓です。肝臓は細胞レベルで毒素を中和して無毒化します。では、体のどこから毒素が最も流入するのか？　それは腸です。

腸からは添加物や保存料、そして酸化した脂質など食品由来の炎症誘発物質や未消化の食事成分、腸内の細菌も腸から体内に侵入します。そして、吸収された毒素は腸の血流に乗ってすべて肝臓に流れ込むようになっています。

肝臓はいわばフィルターのようなものです。体にとって有害な物質をいったんすべて濾しとります。細菌などは肝臓内に存在するナチュラルキラー細胞やマクロファージなどの貪食《どんしょく》細胞が有害物質を処理をします。

先述しましたが、毒素は一般に脂溶性のため、そのままでは排出することが困難です。そのため肝臓では毒素を脂溶性から水溶性に変換します。その際に抱合《ほうごう》という毒性がない形に変換します。水溶性で無毒となった代謝産物は血液の中に入って腎臓から尿として排泄されるか、肝臓から胆汁《たんじゅう》という形で直接、腸の中に捨てられます。
また、汗として皮膚から出ることもありますし、気体になって呼気から捨てられることもあります。

肝臓は全身の臓器のボディーガードのようなもので、最初に毒素を処理することで、脳や心臓などの他の臓器に到達する毒素の数を大幅に減らすことができるのです。

肝臓が代謝する毒素は食事からのものだけではありません。身体機能または代謝の過程で生成される生物学的毒素と呼ばれるものも処理しています。生物学的毒素には以下があります。

❶ アンモニア

アミノ酸は、体のたんぱく質をつくるために使用されます。アンモニアはこの過程で生じる副産物です。また、一部のバクテリアや寄生虫はアンモニアを体内で合成します。アンモニアは体に有毒であるため、肝臓で尿素に分解されます［Clin J Am Soc Nephrol. 2015］。

❷ ホルモン

体内のホルモンバランスは、ホルモンが排出されることで適切に処理・調整されます。肝臓から胆汁の中に排出され、腸内に捨てられています［Biomed Pharmacother. 2018］。

❸ LPS

グラム陰性菌という細菌の細胞壁にはLPSという内毒素《ないどくそ》（エンドトキシン）が含まれ、細菌が死滅するたびに腸内にはLPSが放出され体内に流入しています［Virulence. 2014］。

❹ カビ毒

お風呂や天井などの黒カビなどの環境・食品から体内に入ったカビは、体内でもマイコトキシンと呼ばれるカビ毒を発生させます[Toxins (Basel). 2013]。

肝臓が健康でなければどうなってしまうか？　これらの毒素が体内に著しく蓄積する可能性があることは簡単にイメージできると思います。アンモニアやホルモンなどの生物学的毒素を減らすことは難しいため、肝臓は休息することはできません。

肝臓をいたわるために、日々摂取するアルコールや加工食品の中の添加物や保存料、内服薬などの量をよく考えなくてはいけないことは明白です。

Healthy Eating for Life

04

毎日便が出ているけれども、便秘な人とは？

　あなたは便秘ですか？　この質問に答えてもらっても、実は正確に便秘の状態を確認することはできません。便秘の定義は医学的にも決まってはいないのですが、一般に**週3回以下の排便回数の人を便秘と定義**しています［Can J Gastroenterol. 2011］。

　しかし、排便は毎日あることが基本です。２日に１回、３日に１回の時点で便秘であることは間違いありません。子どものころから排便が１週間に１回という人はそれが普通だと考えていて、自分が便秘であることに気がつかない人もいます。そのため便秘ですか？　と聞いても正確ではなく、毎日排便がありますか？　と聞かなくてはいけないのです。体には生理的に胃結腸反射というものがあり、胃に食事が入ると大腸が反射的に動くようになっています[Gastroenterology. 1978]。

便秘の人ではこの反射が著しく低下していることが示されています[Int J Colorectal Dis. 2006]。**食事を食べるとすぐに排便したくなるのは腸の動きがとてもいいサイン**です。そのため、食事の回数と同じだけ排便があることが理想です。**ただし、いつも軟便、下痢便のために排便回数が多いことは、腸トラブルのサイン**です。

毎日排便があっても便秘の人がいると聞いてびっくりしますか？　実は便秘かどうかは排便の回数だけでは決まらないのです。大事なことは食べたものがどれくらいの時間がたってから便として出たか。

毎日排便があってもそれが1週間以上前に食べたものが出ていたとしたら、1週間以上もおなかの中に便をため込んでいたことになります。腸の中にぎっしり便が詰まっていると、排便があってもそれはところてんのように少しずつ出しているだけで、いつもおなかに便をためたまま生活していることになります。最近ではおなかのCTスキャンを撮影すると、大腸内に大量に便がたまっていることは珍しいことではありません。現代人の多くは便秘傾向にあります。

食べた食事は胃の中で消化が始まり、少しずつ胃から腸の中に送り出されます。最初に腸の中に送り出された食物は3〜4時間で大腸に到達します[Dig Dis Sci. 2010]。胃の中の内容物がすべて排出されるまではおおよそ4・5時間程度ですので[J Anesth. 2019]、7〜8時間程度で食べたものがすべて大腸に到達することになります。大腸の通過時間は前述のように、便秘のない場合、日本人男性では平均7・2時間、女性では31・8時間。つまり、男性では1日、女性では2日で食べたものが出ていることになります。

当然便秘の人はもっと便をおなかの中にためている状態です。便秘の人の大腸通過時間の平均は110・4時間で実に5日弱も移動に時間がかかっています。食事をしてからどれくらいで実際に排便として出ているかは測定が難しいのですが、簡便な方法としては**ビーツテスト**があります。

ビーツはロシア料理のボルシチに入れられる赤い野菜ですが、中程度の大きさのビーツを半分摂取すると便が赤くなります。食事をした時から赤い便が出るまでの時間で自分のおおよその食事通過時間をみることができます。

Healthy Eating for Life

05

便を出すことが最大のデトックス

トイレが詰まっているのに水を流したらどうなるか？　言うまでもなく便器の中のものが溢れかえってきます。肝臓が頑張って毒素を処理した毒素は確実に体の外に出ていかなくてはいけません。

肝臓は胆汁という形で毒素を無毒化して腸の中に廃棄します。しかし便秘で腸が動いていなかったら、肝臓は詰まった便器にどんどん毒を捨てているようなもので毒素は一向に流れていきません。**流れていかないだけですめばいいのですが、実際には毒素が再吸収されてしまう**のです。

肝臓は最終的に抱合という処理で毒素を無毒化します。抱合とは別の化合物を合体させることです。女性ホルモンのエストロゲンはグルクロン酸という化合物を合体させて活性のない形に変えられて腸の中に捨てられます。しかし、腸内細菌の中にはこのグルクロン酸を外してしまうものも存在します。グルクロン酸が外れてしまうとエストロゲンは再び活性化します。その活性化されたエストロゲンは体内に再吸収されます。すなわち、腸内細菌はエストロゲンをもう一度吸収するか、便の中に捨てるかを決定する能力を持っているのです［Oncotarget. 2018］。とくにこのエストロゲンのグルクロン酸を外してしまう腸内細菌をエストロボロームと呼びます［Cell Host Microbe. 2011］。

エストロボロームによるエストロゲン代謝は近年注目されています。月経過多やひどい生理痛、更年期、閉経後の症状はエストロゲンともうひとつの性ホルモンであるプロゲステロンのバランスが影響しています。

多くの女性のホルモンバランスの異常はエストロゲンが相対的に過剰になるエストロゲン優位症によって引き起こされます。**腸内環境が悪くなると、エストロゲンの再吸収が高まります。エストロゲン過剰になると乳がん、子宮体がん、卵巣がんのリスクが上がり、肥満などの影響が出ることが分かっています**［J Steroid Biochem Mol Biol. 2000］。実際乳がんの女性の腸内細菌は、健康な女性のそれとは異なることが示されています［Int J Environ Res Public Health. 2018］。

食物繊維の多い食事はエストロボロームの働きを弱めます［Gastroenterology. 1992］。食物繊維を豊富にとるベジタリアンの人は便中に廃棄するエストロゲンの量が3倍になり、血液中のエストロゲン濃度が下がることが示されています［N Engl J Med. 1982］。食物繊維が少ない食事をして便通が滞るようなことがあると、本来捨てたはずのエストロゲンが再び体内に戻ってきてしまいます。先述の通り、過剰になったエストロゲンはがんの危険因子です。エストトロゲン濃度は男性にも無関係ではありません。男性ホルモンと呼ばれるテストステロンの一部はエストロゲンへ変換されています。ホルモン濃度は厳密なバランスで調節されているので過剰となったエストロゲンはテストステロン濃度にも影響を与える可能性があります。**意欲・性欲の低下など、男性更年期と言われる症状も最近は増加傾向です。**男性も女性もいったん腸の中に捨てたものは、便としてなんとしても体外に出さなくてはいけません。

Healthy Eating for Life

06

出ている便を毎日観察しているか？

便が毎日出ているかどうか？　排便にもっと真剣に向き合わなくてはいけません。便が大腸内にとどまっている時、どのような変化が起こっているのでしょうか？　**腸の内腔はわずか1個の細胞で覆われているのみ**です。そのため腸の表面には粘液が厚く存在し、毒素の侵入、病原菌の侵入を防いでいます。**便秘の状態では、腸の中は炎症状態です。炎症が続くと粘液は減少してしまうため、毒素がどんどん入りやすい状態となってしまいます**［Trends Mol Med. 2016］。腸の内腔はわずか腸上皮細胞1層でしか覆われていないのですが、便秘の状態では腸上皮細胞そのもののサイズも薄くなってしまい、よりいっそう毒素の侵入が容易になります［PLoS One. 2016］。この状態では外敵の侵入が絶えず起こるため、腸の免疫システムも働き続けなければならないこととなります。便秘でいることが非常に怖いことだということをイメージしてもらえるのではないかと思います。

デトックスが毎日行われているか、毎日自分の便を観察しなくてはいけません。肝臓がいくら毒素を分解しても、便がうまく出ていない状況であれば、体はデトックス機能を十分に発揮できていないのです。

外来診療で便のことを聞いても、自分の排便を観察せずにいる人があまりに多いことに驚きます。便の形は？　色は？　性状は？　ティッシュで拭いた時の色は？　何回で拭き取れるか？　など、一度の排便で確認しなくてはいけない情報は数多くあります。出てきた便の性状が体のデトックスの一番のバロメーターであるからです。

便の性状の善し悪しを判断するのにはブリストルスケールというものがよく使われます［Neurogastroenterol Motil. 2016］。理想は常に図2の中のType 4「バナナうんち」の状態（図2参照）です。表面に亀裂がなく、硬すぎず、柔らかすぎずの状態であるかどうかを排

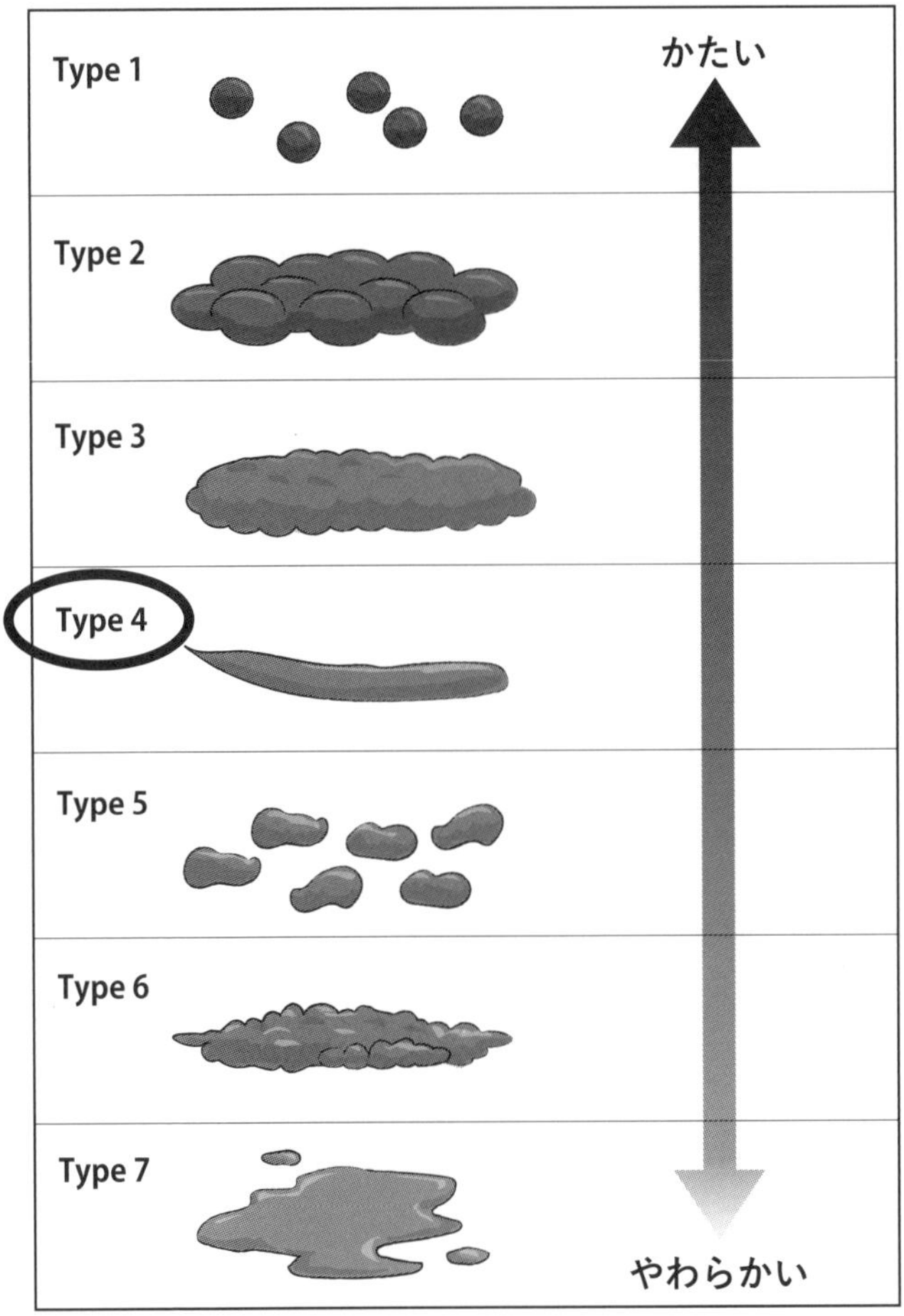

図2　便のType（ブリストルスケール）

便ごとに観察します。

便の色が赤かったり、白かったり、緑だったりしないかどうか？　当然ブロッコリーなどの緑の強い食事をたくさん食べれば緑色になりますが、感染している便でも緑色になります。同様に出血があれば赤くなります。

普段の自分の便の色、性状を記憶しておくことはちょっとした体調の変化に気がつくコツです。便が硬くコロコロの場合は、水分摂取や食物繊維の摂取が少ないサインです。排便はデトックスの基本なのですから出ないことは大問題です。便の周囲に油がついていれば、自分の処理能力を超えた脂質を食べたことになります。

下剤を飲まなければ出ないひどい便秘の方もいます。薬を飲んで出すことに抵抗がある人もいると思いますが、下剤を飲んだり、浣腸を行ってでも便を出す方が、便秘で腸の中にため込んでおくよりずっとマシです。

Healthy Eating for Life

07

腎臓デトックス

腎臓《じんぞう》は血液の中から体に不要な成分を濾しだして尿をつくる働きがあります。体内の最大のデトックス臓器は肝臓ですが、腎臓もまた多くの毒素の処理を行っています。心臓から送り出された血液のうち4分の1は腎臓を通ります。体内で発生したアンモニア、尿素、尿酸、クレアチニン、肝臓で水溶性にされたホルモン代謝物などの毒素を体から取り除いています。

腎臓は年齢を重ねるにつれてどんどん機能が低下していきます。20歳と60歳ではその機能は約半分になってしまいます。年々デトックス機能が落ちていってしまうために普段から腎臓を手当てする気持ちを持つことが必要です。**腎臓に最もダメージを与えるのは脱水です。脱水で血液量が減少しないように水分摂取を怠らないことは重要です**［Integr Med (Encinitas). 2016］。

当然体に入れる毒素を少なくすることも重要です。とくにフライパンに使われるテフロン（ポリテトラフルオロエチレン）［Chem Res Toxicol. 1991］や、農薬に使用されるグリホサート［Environ Health. 2015］は腎臓に対するダメージが大きいことは知っておくべきです。そして何よりも**腎臓にダメージを与えるものはNSAIDと呼ばれる消炎鎮痛剤（痛み止め）**です［J Am Soc Nephrol. 2009］。とくに3年以上痛み止めを常用している人は深刻な腎機能障害を起こすリスクが高くなります。

腎臓のデトックス機能を高めるためには腎臓をいたわる食品を積極的に取り入れる必要があります。その代表はブルーベリーです。研究では**ブルーベリーの抗酸化成分アントシアニンは腸から流入する毒素から腎臓を保護する作用が示されています**［Free Radic Biol Med. 2014］。また、ビーツに含まれる豊富な硝酸塩は血管拡張作用があります。**ビーツは動脈を拡張し腎臓の血流を増加させます**［J Appl Physiol. 2011］。そのほか動物実験では**イチョウの葉**［Phytomedicine. 2011］、**ウコン**［Redox Biol. 2013］、**ショウガ**［Exp Gerontol. 2010］などの抗酸化力のあるハーブも腎機能改善効果が報告されています。そして、**毎朝レモン水を飲むこと**は腎機能活性化の一番の方法です。

Healthy Eating for Life

08

サウナでデトックスしよう

サウナというと、いい年をしたおじさんがやるもので、ちょっと遠慮したいと考える人が多いかもしれません。しかし皮膚が排泄器官であると認識すると、サウナの健康効果を理解できるようになります[Temperature (Austin). 2019]。

サウナ療法は発汗により代謝廃棄物や環境毒素の排出を促進します。**サウナによって体から外に出す毒素には、ヒ素、鉛、水銀、カドミウム、ビスフェノールA、フタル酸エステルなどがあります**[J Environ Public Health. 2012]。環境から体内に流入するヒ素、鉛、水銀、カドミウムなどの重金属はなかなか排出すること困難です。DMSAなどの薬剤を用いた強制的な排出もありますが、副作用（腎機能障害など）の懸念もあります。**サウナでの発汗は、副作用がないという点で優れています。**

重金属はほとんどが便から排出されます [J Clin Invest. 1976]。もちろん汗からの排出の割合はほんのわずかですが、繰り返し行うことができる点を考えるとその蓄積排出効果はばかになりません [J Environ Public Health. 2012]。

ビスフェノールAは硬くて透明なプラスチックの主成分です。ビスフェノールAはいわゆる内分泌攪乱物質で様々なホルモン異常の原因となります。不妊、思春期早発症、乳がんや前立腺がんなどのリスクを上昇させることが指摘されています [Rocz Panstw Zakl Hig. 2015]。ビスフェノールA排出のメインルートは尿中排出です。しかし、**ビスフェノールA濃度は汗中の方が尿中よりも一貫して高いことが示されており確実に汗から排出されているのです** [J Environ Public Health. 2012]。

サウナ入浴には「気持ちいい」という心理的な効果も高く、**エンドルフィンとダイノルフィンなどのオピオイド（麻薬様物質）の放出、心理的ストレスの軽減、リラクゼーション、睡眠の改善などの健康上の多数のメリットがあります** [Evid Based Complement Alternat Med. 2018]。

サウナ浴の注意点はただひとつ。脱水にならないようにしっかり水分を摂取してから入ることです。 1回15分の入浴セッションごとに、塩分と糖分を含む500㎖の水分を飲む必要があります［ScientificWorldJournal. 2014］。脱水はBMIの高い人ほど程度が激しくなるため、肥満の人はさらに水分摂取してサウナに臨んでください。

Healthy Eating for Life

09

深呼吸でデトックスしよう

ニンニクを食べた後に強烈な臭いがします。その臭いを消すために牛乳を飲んだり、歯磨きをしたりしますが、その効果は限定的です。ニンニクの臭いの元はアリシンという化合物です。アリシンは物理的に刻むとニンニク内の酵素によってつくられる化合物で、ニンニクの薬効成分の中心です。そのためニンニクはすりおろしたり細かく刻まれて料理に使われます。

アリシンは体内ですぐに様々な物質に代謝されます。その中のアリルスルフィドがニンニク特有の臭いとして感知されます。血液中のアリルスルフィドは、呼気からも排出されます［J Breath Res. 2012］。そのためシャワーを浴びたり、歯を磨いても臭いが完全になくなることはありません。

呼吸で息を吐き出すと、体内で発生した二酸化炭素を排出できます。呼気には二酸化炭素以外にも血液中の多くの成分が含まれており、有毒物質の排出経路として重要な働きをしています。例えば、アルコールやその分解産物のアセトアルデヒドは息からも排出されています。ケトン体のひとつであるアセトンが最も呼気から排出されている物質ですが、これは脂肪酸やアミノ酸の分解によってできた物質です。体内の有毒な硫化水素は、解毒されてジメチルスルフィドとして呼気から体外に排出します。ジメチルスルフィドは口の中が原因ではない口臭の主な原因です [J Chromatogr B Analyt Technol Biomed Life Sci. 2009]。床剤や壁材などから吸入したホルムアルデヒドなども呼気から体外に排出されることが確認されています。

そのため**呼吸も重要なデトックス経路として働きます。**浅い呼吸ではなく、深いしっかりとした呼吸を行って、十分に体内の有害物質を出すことが求められます。

呼吸には様々な健康効果がありますが、ここではもうひとつ二酸化炭素の排出に注目すべき事実があります。二酸化炭素は「酸」であるため（二酸化炭素が溶けた炭酸水は酸性）、呼吸から二酸化炭素を大量に排出すると体は「アルカリ」に傾くことになります。

神経質な人や、不安を感じやすい人、緊張しやすい人に起きやすい過換気症候群と呼ばれる病態があります。呼吸の回数が異常に多くなるために二酸化炭素が大量に排出されます。そのため過換気症候群で病院に運ばれる人は血液のｐＨを確認すると7・5以上の極度のアルカリに傾いています（正常のｐＨは7・35〜7・45）。

これを逆に利用して、**しっかり深い深呼吸を行っておくと、体を常にアルカリ性の方向に導くことができます。**多くの慢性疾患の原因は体が酸性に傾くこと（酸性食品を多くとることなどによる）がその要因となります。そのため体は常に尿から酸を出すなどして血液のｐＨを一定に保つように頑張っています。

呼吸で二酸化炭素を排出して体内ｐＨをアルカリ性に傾くように導くことは、腎臓の仕事の負荷を軽くしてあげることができるのです。肺は唯一自分の意思でその働きを調整することができる内臓です。**体のｐＨ維持のためにも深呼吸を行うことは欠かせないのです。**

Healthy Eating for Life

10

感情のデトックス

悩みのない人生を送っていますか？

ストレスはうつ病などの精神的な疾患だけでなく、心血管疾患、糖尿病、がん、自己免疫疾患など様々な慢性疾患の原因になります［Future Sci OA. 2015］。

あなたがストレスを抱えているかどうかを判断する簡単な方法があります。手首の内側の親指側に指を当てて、拍動を感じますか？　もし拍動を感じたらあなたはストレスを抱えています。すいません！　これはジョークです。

人は生きているかぎりストレスのない状態にはなりません。よって、うまくストレスを逃がす、ストレスをデトックスする方法を身につけることは、健康状態を維持する上で食事、運動と同じくらい優先度高く考えてほしいのです。

ストレスの2つの大きな要因は、人間関係のストレス［Springerplus. 2015］、経済的なストレス［J Glob Oncol. 2019］です。とくに人間関係のストレスは職場、学校、家庭で毎日その対応に頭を悩ませなくてはいけません。僕も大学病院勤務時代は人間関係のことで頭の中の時間をとられていました。

「どうしてこんな簡単なことも理解できないんだ！」
「あの人頭おかしい。尻ぬぐいさせられるこっちの身にもなってくれよ！」
「あいつ全然働かない！　こんなこと言わなくても理解できるだろ！」

直接面と向かって揉めることはなくても、頭の中はいつもこのような考えで支配されていました。ですが、現在はこんなことを考える時間はほとんどなくなりました。

そのきっかけとなったのは『仕事は楽しいかね？』（デイル・ドーテン　きこ書房　2001）を読んだことでした。
「いまの仕事はつまらないし希望もない。でも辞めたらどうなるか分からないから不安で辞められないし、変わることが恐い」という主人公の思いに対して、ひとりの老人が現れ、アドバイスをするという物語です。

詳細は読んでいただくと分かるのですが、明日は今日と違う自分になると考えて日々新しいことを試す。スケジュールを立てたところで世界は刻一刻と変わっているので無駄。完璧を求めて動かないのではなく、動きながら自分が変化していき、いまを精一杯生きるという内容が腑に落ち、ストレスを感じる暇（他の人のことを気にする暇）がなくなりました。

私たちは、昨日起きたこと、去年起きたこと、明日起こるかもしれないことへの不安に心を奪われるものです。

しかし**自分でコントロールできるのは、いまこの瞬間の自分でしかありません。**

『トム・ソーヤーの冒険』の著者マーク・トウェインは「私は長生きした。この間、多くの不安を抱えてきたが、そのほとんどは現実には起こらなかった」と言っています。

「人生は僕らがほかの計画を立てている間に過ぎていく」かつてジョン・レノンはこう言って、いまこの瞬間に焦点を当てて人生を送ることを説きました。

いまこの瞬間を意識して生きる術は、生まれ持った才能ではありません。トレーニングをして身につけていく技術です。人のあら捜しをしたり、自分の正しさを主張したり、他人を変えようとすることに力を使わず、いまこの瞬間の自分に集中すれば、日々たまるストレスは半減します。

第3章

食事のタイミング・時間・回数は？

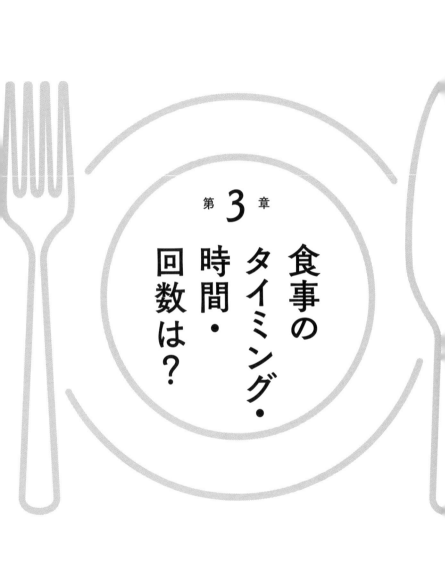

Healthy Eating
for Life

01

『養生訓』からみた日本人が健康になるための食事

日本人である私たちはどんな食生活をするのがいいのでしょうか？　ファーストフードやコンビニエンスストアで食事を購入することが日常となり、高度に欧米化された食事を食べている現代では、日本人はかつてないほどの食の危機を迎えていると僕は考えています。

日本のがんの罹患《りかん》率は年々増加しています。研究医師は平均寿命が延びてがんになる人が自然に増えていることは仕方がないと考えています。しかし、その考えのために、がんを予防するという観点での研究対策が行われていません。

厚生労働省の平成24年がん対策推進基本計画の中では重点的に取り組む課題は、がんを治療する人材の育成、緩和ケア（がんの身体的、精神的苦しみを取り除く対策）を充実させること、健診で早く発見することなどが挙げられています。それに対して、がんの予防に関しては禁煙や感染予防（ワクチン・除菌）などの項目があるのみで、食生活の改善や運動に関しての具体的な取り組みは書かれていません。がんの発生には食事が関連していることは明白なのにこれではがんが減少していくはずがありません［PLOS ONE. 2017］。

日本人はもともと何を食べていたのでしょうか？　江戸時代の儒学者・貝原益軒の記した『養生訓』には江戸時代の人々が守るべき健康法、食事法が細かく書かれています。益軒は１６３０年生まれで、当時は50歳以下の短命も珍しくありませんでした。そのような時代に益軒は養生の術を行い、84歳まで生きて天寿を全うしました。

彼の教える養生訓は食事、運動、呼吸、禁欲、陰陽五行など多岐にわたりますが、一番の教えは普段から用心して病気にならないこと。すなわち**病気の予防が大事であること**を説いています。

「**体を損なうものは己の欲が原因であり、とくに飲食の欲を我慢することが最も大事。食事を適量にして、飲みすぎず食べすぎず、食後には必ず数百歩歩くこと**」

では益軒がすすめていた食事法とはどのようなものであったのでしょうか?

食事は朝食、昼食、夕食と3食について書かれていますが、**「食事を少なくすることが最も大切」**としています。

米に吸い物、副食は1、2品。

「毎食、食べ始めて飢渇が癒やされたら、欲張って食べてはいけない。よく考えて我慢しなくてはいけない」と満腹になるまで食べないように注意しています。

いわゆる**腹八分目**です。食べすぎると脾胃《ひい》(脾:現代では膵臓―消化液を分泌する)を傷つけることはもちろんですが、自分の欲を抑えて慎む態度が病気を防ぐと考えていました。

「朝起きた時に前夜の食事がうまく消化されていないと感じたら、朝食を抜かなければいけない、おなかがすいていないのに昼食を食べてはいけない、病気の時には重湯なども含めて食事をしてはいけない」など胃腸に過度に負担をかけない食事を考えること、節食することの重要性を強調しています。

Healthy Eating for Life

02

「食べない」「少し食べる」が一番の健康法？

食べすぎはよくない、食事はよく噛んでゆっくり食べる。

子どものころから言われているものの、これまで真剣に向き合ってきたことがない人がほとんどなのではないでしょうか？

少食をすすめることは世界共通です。この中には定期的に食事をしない「断食」をすすめるものも含まれます。古代ギリシャの数学者ピタゴラスも「人の病気は過食からくる」と考えて、しばしば断食を行いました。ギリシャの医師ヒポクラテスも「食べられるだけ食べると、そのぶんだけ体の害になる」と食べすぎに警鐘を鳴らしています。ルネサンス期のイタリア貴族、元祖食べない健康法のルイジ・コルナロは暴飲暴食のための成人病が原因で40代に死の宣告を受けます。その後、とことん食事を減らす「少食ライフ」を実践して、当時としては考えられない１０２歳の天寿を全うしました。

貝原益軒の養生訓が記されておよそ１００年後、大坂の人相見であった水野南北《みずのなんぼく》が残した『修身録』ではすでに江戸時代後期には酒と美食、大食によってしまりがなくぷよぷよとした体型になることを戒める一節が記載されています。

このころではすでに身分が低い者でも精米（白米）を食べていて、脚気《かっけ》などのビタミン、ミネラル不足による疾病も出現していました。水野南北は、食べすぎを戒め、１日に麦飯１・５合を中心とした粗食を食べ、貝原益軒と同じく当時としてはかなりの長寿である77歳まで生きました。同時代に記された尾張藩の重臣の横井也有《よこいやゆう》の『健康十訓』は当時記された健康法10箇条です。その中でも「食事はよく噛んで食べ、少なくすること」とあり、也有の享年は81歳でした。

このように歴史的記述を踏まえると、食事量を減らすことは健康、長寿につながることははっきりしています。

水野南北は**「からだの大小、強い弱い、身のほどによって食事量というものがある。**

三膳で満腹になるものであれば、二膳半でとどめることをおなか八分といい、この腹八分を節という」と言って節度を持った食事量を説きました。

もう少し食べたいなと思う程度で止めることが健康的な食事の基本だと言えます。よく噛んで食べることの重要性は諸家が語っています。よく噛むと口の中に唾液がたくさん出てきます。貝原益軒は「唾液は体全体に影響し、清血（純粋な血液）となるため大事にしなくてはならない」と唾液の重要性を強調しています。

現代の研究でも唾液は口の中だけで働くのではなく、腸の中に入った後、再び活性化して消化酵素としての働きを示します[Dig Dis Sci. 1987]。そのため炭水化物の消化をする膵臓の負担を減らすことができるため、よく噛んで大量の唾液と一緒に飲み込むことの重要性は侮れません。

食事の回数を減らした時の影響

日本人が1日3食を開始したのは江戸時代だと言われています。それまでは太陽とともに起きて仕事の後に食事をして、日暮れあたりに夕食をとり、そのまま太陽が沈んだらなるべく早く就寝するという生活でした。

古代ローマ人は、通常16時ごろ食事を1回だけ食べ、1日に2回以上食べることは不健康であると信じていました。それに対して現代では、朝食をとって3食しっかり食べる方が健康によいということはよく耳にします。過去には食事の回数を減らすことは健康によくないといった研究もありました［Lancet. 1968］。10時、15時におやつをすすめるような食べ方が健康によいとされる考え方もあります。では食事の回数を減らす影響はどれくらいあるのでしょうか？

平均体重66・5kgで1日3食食べるアメリカ人に、カロリー（2400kcal）と炭水化物、脂質、たんぱく質の割合は同じで、1日1食とした影響を2週間観察しました[Am J Clin Nutr. 2007]。平均体重が66・5kgという時点で平均的なアメリカ人ではありませんが、私たち日本人への影響を類推する上ではよい集団だと思います。

1日1食は夕方4時間の間に食事をするというものでした。結果は体重、体脂肪量は1日1回の食事の方が減少しました。除脂肪体重（筋肉量、骨量などの指標）は1日1食の方が増加する傾向にありました。血清たんぱく質量は変化がなく、栄養的にはとくに問題はありませんでした。中性脂肪は1日1回食の方が低下していましたが、悪玉コレステロールと呼ばれるLDLコレステロールは1日1回食の方が上昇していました。

しかし、心臓病予防効果のある善玉コレステロールと呼ばれるHDLコレステロールも1日1食の方が上昇していました。LDLコレステロールの心臓病リスクは中性脂肪が高く、HDLコレステロールが低い場合に上昇します。1日1食の方がLDLコレステロールは上昇していましたが、同時にHDLコレステロールも上昇しているため、心臓病のリスクが高くなったとは言えません［Arterioscler Thromb Vasc Biol. 1997］。よって、**1日1食とすることは体脂肪を減らして筋肉質な体になる上では望ましい食事法**と言えます。

1日1食では、コレステロール以外にもGOT・GPTと呼ばれる肝臓酵素の上昇を認めました。1日1食で同じカロリーを摂取するためには相当頑張って食事をすることになります。同じエネルギーを短時間に処理しなくてはならないので肝臓に負担がかかっていることになります。そのため1日1食を長期間行うことはよいことだけではありません。

Healthy Eating for Life

04

食事の回数を減らせば、健康になる訳ではない

食事回数が多い方が健康であると言われるのはどうしてでしょうか？　１９９０年前後までの報告では食事を頻繁にとった方が体重増加のリスク、心臓病のリスクが下がると報告されていました［Am J Clin Nutr. 1993, Eur J Clin Nutr. 1994］。しかし最近の研究では食事回数が多い方が肥満［Int J Obes (Lond). 2007］、糖尿病［Am J Clin Nutr. 2013］のリスクが上がることが示されているものもあり、どちらがいいとは回数だけをみた研究からは言えません。

このような研究結果のばらつきの原因としては研究時期によって摂取する食品が違うこと（最近の研究の方が加工食品などの摂取量が多いことが推定される）や、食事回数が少なくても、夜に１食満腹になるまで食べてすぐに就寝したりする人がたくさん含ま

れれば、当然結果に大きく影響を与えます。
頻度を増やした時に食べるものが果物なら健康に問題を与えることは少ないですが、スナック、ファーストフードであれば肥満が加速します。

食事の頻度を変えると、糖質・たんぱく質・脂質などの主要栄養素からのエネルギー割合も変わる可能性があります。前項で紹介した研究のようにカロリー数を同じにするなど一定の条件で検討する必要があります。9時から19時まで同じ食事を2回に分けて食べた場合と6回に分けて食べた場合で検討すると、1日のエネルギー消費量に差は認めませんでしたが、2回食の方が夜間のエネルギー代謝が高くなりました［Int J Obes Relat Metab Disord. 2001］。これは寝ている間の代謝が活発になっていることを示します。

このように規律を持って食事の回数を減らすことが重要になってきます。回数を減らしても深夜に食事を摂取することは心臓病のリスクを1・5倍に増やします［Circulation. 2013］。

何を食べて、食べない時間をどのように確保しているかを考慮しなければ、朝食を抜くと心臓病のリスクは27%増加するという結果になります。**単純に朝食を抜いて夕食を制限なく食べる生活では体重増加することになります**［J Nutr. 2017］。何を、どのように食べるのかをコントロールすることがより重要であり、食事の回数はそれらをコントロールした上で考えていく要素だということです。

Healthy Eating for Life

05

間欠的ファスティングのすすめ

では、どのように食事をコントロールしていくのがいいのでしょうか？　前項で記したように何を食べるかは重要です。そしてもうひとつ重要な要素があります。それは、**「食べていない時間をいかに確保できるか」**です。１日の中で食べる時間と食べない時間を分ける食べ方は、食べない時間に注目すると**間欠的ファスティング**［Intermittent Fasting IF］、食べる時間に注目すると時間制限摂食［Time-Restricted Feeding TRF］と呼びます。どちらも**食事時間を1日のうち3〜12時間の間に摂取して、12〜20時間程度食事をしない時間をあえてつくる方法**です。

食事をしない時間をつくるだけでどのような変化が体に起こるのでしょうか？　まず体の緊張状態が緩和されます。副交感神経が興奮し、心拍数や血圧が低下します［Cell Metab.

2014]。副交感神経が亢進するとストレスにも強くなります。ＩＦ（間欠的ファスティング、以下略してＩＦ）で最も行われる方法は「**8時間の食事時間と16時間の絶食期間**」という方法です。この16時間絶食のＩＦと通常の食事を8週間継続した結果どうなるかが報告されています[J Transl Med. 2016]。ＩＦの食事パターンは13時から21時の8時間で（13時、16時、20時に食事）食事を摂取し、通常通りの食事は8時、13時、20時に、それぞれ同じカロリーぶん摂取しました。

その結果、ＩＦの食事パターンで摂取した方が、炎症を引き起こす物質（ＴＮＦα、ＩＬ－6、ＩＬ－1βなど）が減少し、炎症を抑える物質（アディポネクチン）が増加しました。炎症が抑えられるということは心臓病や動脈硬化のリスクが下がることを意味します。

ＩＦを継続していくと体重が経年的に減っていくことが示されています。米国、カナダの5万660人を平均7年経過観察した結果で、食事回数と体重の変化の関係を検討しました[J Nutr. 2017]。1日の食事回数が1回の人、2回の人は体重が減少する傾向にありました。３回よりも回数が多い、すなわち３食＋おやつを食べる人は年々体重が増加していきました。食べる回数が多ければ多いほどこの傾向は顕著でした。

この中でさらに検討されたのは、１日の中での最大絶食時間です。**18時間以上食べない時間を確保している人は体重が減少していきました。**これは食事の内容を考慮せず、単に絶食時間を長くしているだけです。**絶食時間が11時間以下では体重は増加傾向を示しました。**

Healthy Eating for Life

06

食事のタイミングも重要

規則正しく間欠的ファスティングをすることは節度ある食事そのものであると考えます。間欠的ファスティングのメリットは、食事を摂取していない時間を長く確保できることにあります。**食事をしていない時間を意識的に長くするメリットは減量効果だけでなく、腸内環境を改善できる効果**も含まれます。小腸は胃から繋がるチューブ状の臓器で５～７ｍの長さがあります。消化吸収を行う重要な臓器ですが、大腸に近い部位を除いて細菌数は比較的少なく保たれます。

これは胃酸、胆汁、酵素によって細菌が繁殖できないことによります。さらに小腸固有の腸内を掃除する運動も、腸内環境がよどまないようにする働きがあります。この運動は胃から開始して全小腸を移動する腸の動きでＭＭＣ（Migrating Motor Complex）と呼ばれる運動です。ＭＭＣによって小腸の中に過剰に細菌が繁殖しないように、内容物が大腸に流されます。ＭＭＣは胃の中に食事が入っていない時に起こります。**食事をとらない時間を長く確保できるほど、腸の中はきれいになるメカニズムが体にはあるのです。**絶食時間を考慮せずにおやつを食べていると小腸の中はいつも消化吸収のためのゆっくりとした動きのままで、食べ物が絶えず腸内にあり、細菌の繁殖には好条件となります。

１回の食事をするたびに腸内細菌は大きな変化を受けています。不規則な食事時間は腸内細菌のバランスに負の影響を引き起こします。時差ぼけなどの極端な変化でリズムが乱れると、腸内細菌のバランスの崩れから肥満や血糖コントロールが悪くなることも動物実験で示されています[Cell. 2014]。長期間の夜勤の勤務をする人は糖尿病や心臓病のリスクが高いことが知られていますが[Proc Natl Acad Sci USA. 2009]、体内時計の乱れは腸内細菌のバランス悪化に繋がることが示されています[Chronobiol Int. 2020]。夜勤に従事する人は食事時間を一定に保つことは難しく、１日のリズムの変動と不規則な食事の両方が腸内細菌の悪化に繋がることは想像にかたくありません。

間欠的ファスティングを行う場合も食事時間は一定に保つことが必要です。とくに食事の食べ終わりのタイミングをなるべく一定にすること。夕食を食べる場合は食後2〜3時間は就寝までの時間をとらないといけません。同じ食事量、食事時間であっても食べ終わりのタイミングが遅くなると、腸に過剰に負担がかかってしまいます。

Healthy Eating for Life

07

糖質制限は必要なのか？

現代では糖質制限が一大ブームとなっています。「糖が体に悪さをしている」ということが叫ばれており、まるで糖質そのものの摂取が悪いことであるかのように話されています。しかし、ここではっきりとお伝えしたいことは「**糖質が最も体にとって必要な栄養素である**」ということです。

しかし、何らかの理由で体の調子が崩れている時に最初に取り組んでもらうことは糖質制限です。そして多くの人は糖質制限を行うと体調がよくなった、頭がすっきりしたと言います。そのため、**糖質制限を長期間にわたって行う人がいますが、それは体調改善には逆効果**です。

現代人は糖質過剰摂取の状態にあります。これは加工食品やお菓子、ファーストフードなど単純糖質と呼ばれる糖（砂糖など）を大量に摂取していることによります。**本来、糖質は穀物、野菜、果物から摂取するべきもの**です。

いまの私たちの食生活では、野菜、果物摂取が少なく、さらに精製して白くなった穀物（白米、小麦）ばかり摂取しているので極端に食物繊維が不足しています。そのため食事の度に急激に血糖値が上昇し、それを補正するために体は働き続けます。これが長期に続いた結果が、**インスリン抵抗性という病態**です。

インスリンとは膵臓から分泌されるホルモンですが、血液中から細胞の中に糖を運び入れるホルモンです。インスリン抵抗性とはこのインスリンの働きが低下した状態、すなわち細胞内に糖質を十分に運べない状態です。細胞内に入れられない糖質は脂肪組織に送られ脂肪として蓄えられます。**脂肪がたくさんあっても糖質を細胞内に入れられないのですから、インスリン抵抗性は慢性的なエネルギー不足状態です。**

インスリン抵抗性があると許容できる糖質量が制限されます。細胞にとって最も効率のよいエネルギー源は糖質ですので、使用量が制限されることは体にとって非効率なエネルギー代謝を行っている状態です。使用できるエネルギー量を増やすためにはまずインスリン抵抗性を改善しなくてはいけません。このインスリン抵抗性を改善するための方法として行われるのが糖質制限です [Nutr Diabetes. 2020]。糖質を制限した食事をするとインスリン抵抗性が改善し、体脂肪が減少します。そうなると摂取可能な糖質量が上昇します。この食事改善を行っている間に、同時に筋力強化も行って糖質を代謝できる量を増やします [J Aging Res. 2011]。最終的には糖質を摂取しても問題ない体に導くことが目的で、最初に糖質を制限するのです。

Healthy Eating for Life

08

脳は糖を欲しがっている

脳の主要な栄養源は糖質(ブドウ糖)です。脳はほかにもケトン体と呼ばれる脂質の代謝産物も栄養として使用することができます。しかしインスリン抵抗性があると脳神経細胞が糖質をうまく利用することができないために、脳神経細胞の機能低下、萎縮を引き起こします。

この脳細胞のインスリン抵抗性によってアルツハイマー病が引き起こされているのではないか? と想定されています。インスリン抵抗性によって引き起こされる糖尿病を2型糖尿病と言います。同じくインスリン抵抗性に関連するアルツハイマー病を3型糖尿病と呼ぶ人もいます[Int J Mol Sci. 2020]。

アルツハイマー病は脳の正常な糖代謝ができなくなることによって発症しますが、理想的には図3の健康的な加齢の点線のように年齢が進んでも糖質を利用できる能力を維持し続けることです[Mol Aspects Med. 2011]。糖質が利用できなくなってくると、脳はそのエネルギー源としてケトン体を必要とするようになります。しかし、インスリン抵抗性がある状態ではケトン体合成は進まないため、アルツハイマー病発症以降は急激に脳神経細胞の栄養状態は悪化し病気が進行していくことになります。

糖質を何も考えずに自分の現在の処理能力以上に摂取していると、余った糖質はたんぱく質、脂質と結合してAGEs(Advanced Glycation End products 終末糖化産物)という物質になります。AGEsはフリーラジカルという体を酸化させる物質を誘導し、慢性の炎症を引き起こしていきます。この慢性炎症の状態を改善するためにファスティング、糖質制限が必要なのです。

状況が改善しても無尽蔵に糖質を摂取していいわけではありません。あくまでも個人の代謝可能な範囲での摂取になりますので、節度を持った糖質摂取が重要です。たくさん摂取したい人は、身体活動量を上げるか、筋力を強化することを継続的に行っていく必要があります。

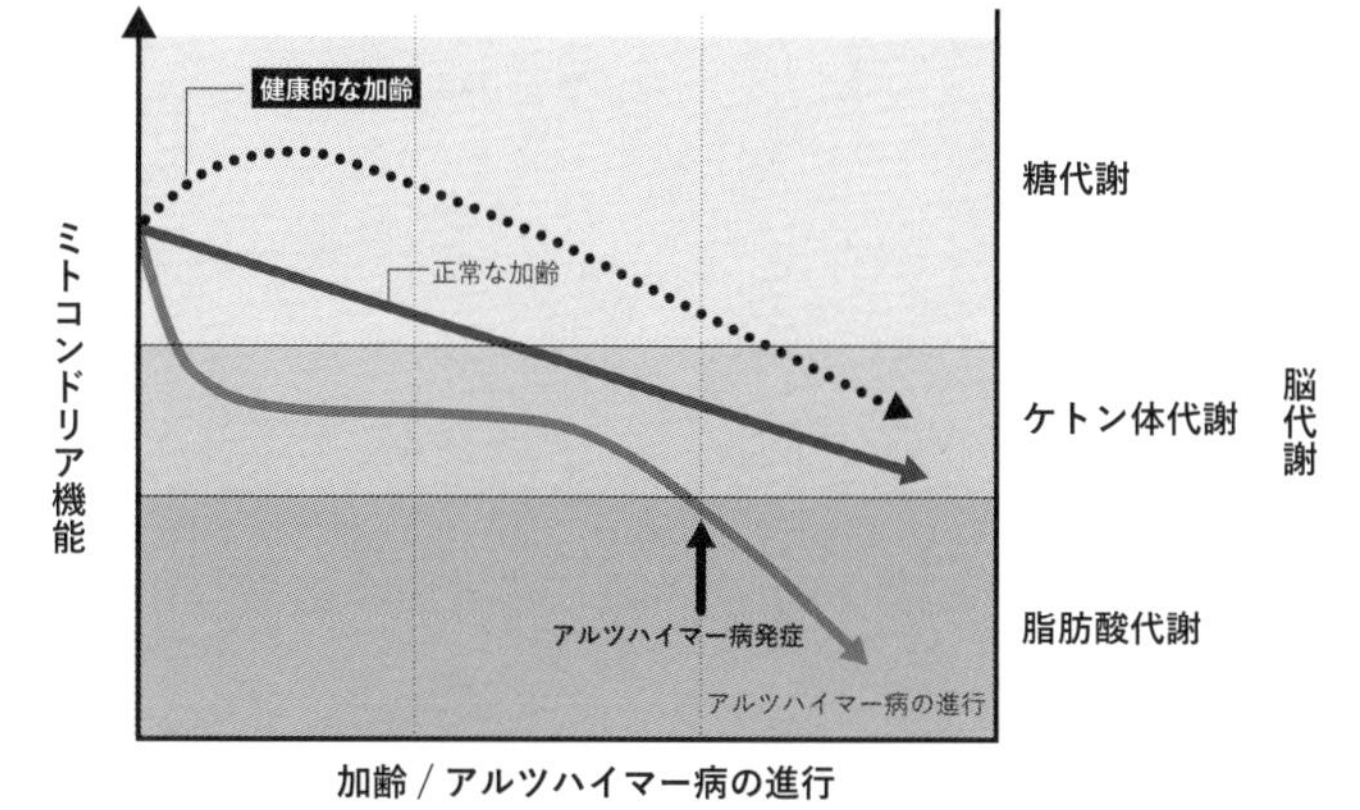

図3　アルツハイマー病と糖質利用率 Mol Aspects Med. 2011

Healthy Eating for Life

09

たんぱく質摂取も節度が大事

もうひとつある意味ブームになっている食事法があります。それはたんぱく質を積極的に摂取するというものです。体の中の酵素は生体内で作り出されるたんぱく質です[Microb Cell Fact. 2006]。よってたんぱく質をとってアミノ酸をたくさん吸収することで体の機能が活性化する。またメンタルに問題がある時は脳内の神経伝達物質の枯渇も原因になります[Nutrients. 2016]。神経伝達物質の原料となるトリプトファンやチロシンなどのアミノ酸を補給するためにも、積極的にたんぱく質をとるとよい。

これらのメッセージは分かりやすくストレートで正しいと思われています。その結果、「牛肉、豚肉、鶏肉、チーズ、牛乳、卵などを積極的に食べることが健康にはいいこと」と喧伝されています。果たしてそうでしょうか?

1－5でも紹介しましたが、大量のたんぱく質摂取はよく考える必要があります。私たちの胃酸分泌能力、膵臓の消化液分泌能力は年々低下していきます。胃カメラで観察すると胃の粘膜は年齢を重ねるにつれて萎縮します。CT検査を見ると分かりますが、膵臓という臓器は年々そのサイズが縮小していきます。

ですから、たんぱく質を分解する能力を超えた量を食べてもそれは分解されることなく、大腸の中に流れていってしまうだけです。アフリカの栄養失調（クワシオルコル）の子どもであれば、たんぱく質補給は問題解決の根本となりますが、現代日本では、むしろたんぱく質の過剰摂取（自分の能力以上の摂取）に問題があると考えています。

焼き肉を食べた後、おならの臭いがくさいと思ったことはありませんか？　この場合、自身の消化能力を超えたたんぱく質を摂取したサインです。未消化のたんぱく質、消化不良のたんぱく質は大腸の中に入ると腸内細菌の分解を受けます。この時、様々な代謝の経路をたどりますが、この一連のたんぱく質分解作用を腐敗（putrefaction）と呼びます［Aliment Pharmacol Ther. 2016］。

この腐敗代謝によって起こる代謝物質にアンモニア、インドール、スカトール、硫化水素、クレゾール、フェノールなどがあり、おならの臭いがくさくなる原因となります。

この腐敗という現象で生じる代謝物質は、少量であれば生体にとって必要な物質として利用されます［Front Microbiol. 2017］。アミノ酸の代謝からつくられる短鎖脂肪酸はそのまま腸でエネルギーとして利用されますし、インドールは腸内寄生虫に対する防御効果、プトレシンという物質は抗炎症作用を発揮し、リーキーガットを予防する効果がありま す。しかしその量が過剰になると体にダメージを与えてしまいます。

例えば大腸の腸上皮細胞が長期間アンモニアにさらされると、アンモニアの吸収が増加して細胞損傷を受け異常増殖することが分かっています［Br J Nutr. 2007］。ほかにもトリプトファンの代謝によって生じるフェノールや、チロシンの代謝によって生じるクレゾールは腸粘膜のＤＮＡに損傷を与えること［Nutr Cancer. 2005］、リジンとアルギニンの発酵によって生成されるポリアミンは、大腸がんの腫瘍形成に関与していることが示唆されています［Biochem Soc Trans. 2007］。硫化水素は便秘がメインの過敏性腸症候群の原因のひとつと考えられています[Front Physiol. 2012]。

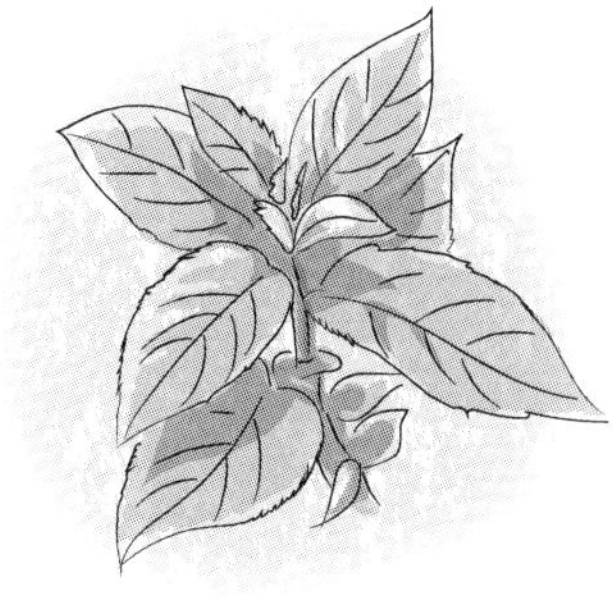

Healthy Eating for Life

10

日本人にとっての栄養の基本とは？

たんぱく質を腐敗させる能力は、腸内で一般的に見られる細菌（フィルミクテス門、バクテロイデス門、放線菌、プロテオバクテリア門、フソバクテリアなど）が持っています。これは腸に必要な短鎖脂肪酸を合成するための能力です。しかし、この能力は彼らが使いたいと思っている代謝能力ではありません。あくまでメインのエネルギーがない時のバックアップの代謝能力なのです。食物繊維が腸内に豊富にあれば腸内細菌は食物繊維の方を優先的に分解します［J Appl Bacteriol. 1996］。

過剰な腐敗反応を防ぐためには食物繊維を十分にとっておくことが重要です。研究では大腸がんの発症には低食物繊維・高たんぱく質食が大いに関連していると考えられています[Int J Mol Sci. 2013]。このような食事をとると、腸内アンモニアの上昇、短鎖脂肪酸の低下、腸内pHの上昇が起こり、腸内環境が悪化していくからです。

アフリカの田舎に住む民族は伝統的に大腸がんが少ないことで知られています。しかしこれらの人たちがアメリカに移住して極端に西洋化された食事に変わると大腸がんの発症は上昇します[Nat Commun. 2015]。近年ではアフリカの田舎でも西洋化が進み、食物繊維の摂取が低下、たんぱく質摂取量が増加しています。しかし彼らの大腸がんの発症率は低いままです[Eur J Cancer Prev. 1998]。これは、**彼らの主食が難治性でんぷんである全粒のトウモロコシであり、積極的に腸内細菌の餌をとっているため、腐敗による毒性物質の中和に役立っている**と考えられています。

日本人は元来たんぱく質を大量にとる民族ではありません。そのため、たんぱく質を分解する酵素が活発に働くような遺伝子も、腸内細菌も持ち合わせてはいないはずなのです。たんぱく質過剰摂取の悪影響は難治性でんぷん、食物繊維を十分にとることによって軽減されます。

難消化性でんぷんは最近ではレジスタントスターチという名前でも知られています。

日本人はこれまでレジスタントスターチを積極的に摂取してきた民族です。それは何かというと**おにぎり**です。**米は温度を下げると時間がたつにつれてレジスタントスターチになっていきます**［Asia Pac J Clin Nutr. 2015］。日本人のとるべき食事法の基本は、大量のたんぱく質ではなくて、伝統的な日本で古くから食べられてきた、**お米を適度に食べること**です。

Healthy Eating for Life

11

1975年ごろの日本食が一番健康になる？

では、どのような食事内容を実践していくことが望ましいのかを見ていきたいと思います。**沖縄の高齢者の食事はビタミン豊富なサツマイモ（紅芋）中心の食事**で、そのような食生活が長寿に繋がる可能性があることは1－8で紹介しました。しかし、現代において毎日サツマイモばかりを食べる食事法を実践することは現実的ではありません。想像してもストレスがたまるばかりで、おそらく多くの人がやりたがらないでしょう。では、どのような食生活を心がけることがよいのか？　その指標となる研究があります。

2013年に和食がユネスコ無形文化遺産に登録されました。日本は世界が認める長寿国ですが、日本人の食べている和食にその秘密があるのではないか？　和食の健康効果が注目されています。東北大学の都築《つづき》毅《つよし》准教授が中心となって行った研究では、各年代で食べられていた食事でどれが最も健康的であるか？　が検討されました。

4つの年代に日本で食べられていた食事成分に順ずる各食事をマウスに摂取させて最も健康効果の高いものはどれであったかを観察しました。選ばれた年代は1960年、1975年、1990年、2005年。1960年は断然お米の摂取量が多く、魚介類が主なたんぱく源で塩分も一番多い食事。まだ貧しくお米に対しておかずの量が少なく、お米と味噌汁と漬物という組み合わせが典型です。1975年ごろは食の多様化がすすみ、卵焼きやサンドイッチ、揚げ物なども少し食卓にのぼり始めますが、基本は一汁三菜（主食〈米〉、汁物、主菜、副菜×2）で、たんぱく源は魚が中心です。1990年の食事は様相ががらりと変わり、欧米の影響がだいぶ入り込み、カロリーが高くなります。ラーメン、牛丼など単品料理が増え始め、朝ご飯にパンを食べる割合が多くなってきた年代です。2005年はたんぱく質、脂質源として、牛や豚など動物性のものがほとんどで、お米の摂取量が少なく、油の摂取量が最も高くなっています。現代のファーストフード、コンビニ食のような食生活です。

マウスに各年代の食事をパウダー状にして摂取させたところ、**１９７５年の食事を与えたマウスが最も長生きしました。**老化予防、学習能力、記憶力に関しても１９７５年の食事が最も成績がよく、最も老化が進行し短命に終わった食事は２００５年の食事でした[Nutrition. 2016]。

この研究はヒトでも行われ、20～29歳の若者に１カ月間、１９７５年日本食もしくは現代食（パン、肉食、炒めたご飯など）を摂取してもらうと、１９７５年日本食群は体重、脂肪量、ＢＭＩの低下を認めました。中性脂肪、ＬＤＬコレステロール、ＨｂＡ１ｃ《ヘモグロビンエーワンシー》（高いと糖尿病と診断される）も低下していました[J Oleo Sci. 2018]。各食事を摂取した時の腸内細菌を検討してみると、ラクノスピラなどの生活習慣病のリスクが高くなると考えられる特定の細菌の集団は、１９７５年日本食群は減少し、現代食群では逆に増加を認めました[J Nutr Biochem. 2019]。**１９７５年の日本食が生活習慣病のリスクを軽減させる可能性を示唆しています。**

日本人にとっての理想の食事療法とは？　ということを考える時、１９７５年ぐらいの日本食をベースに考える必要があります。ベースは日本食、肉よりも魚、揚げ物よりも煮物、そしてお味噌汁。そして少し洋食を加えることが最もエネルギー効率がよいメニューであると考えられます。日本人は日本食をしっかり食べる方が長生きできることを示した疫学研究もあります［Clin Nutr. 2020］。

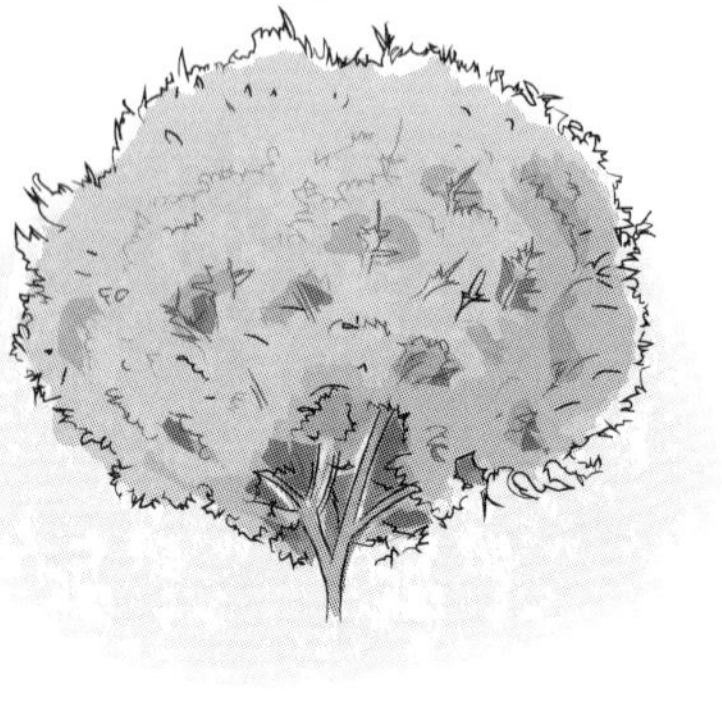

第4章

少食ライフの実践

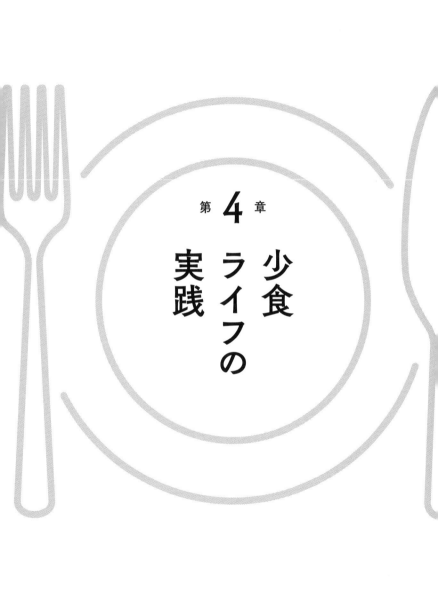

Healthy Eating
for Life

01

少食のポイント

僕が長生きのための食事として心がけていることは以下です。

❶食事量は腹八分目にとどめる
❷食事をする時間を制限して、腸を休める時間を確保する
❸基本は和食、それにちょっとした洋食をプラスして、たんぱく質をとりすぎない

では、いきなり和食＋ちょっとした洋食の食事を腹八分目までで済ませ、16時間の間欠的ファスティングを開始すればＯＫか？　おそらく多くの人は、実践が難しいはずです。なぜなら僕自身がやってみたことがあり、結局長続きしなかったからです。人はこれまでの習慣をいきなりがらりと変えることはできません。

3－7でお話ししたように、現代の日本人は糖質摂取過剰の状態にあります。体の中の糖質が欠乏したと感じると、糖質を求めるサインを脳が出します。この糖質の渇望のシグナルが出続ける状態で、和食の少量摂取で生活することは難しいのです。和食はご飯や甘い味つけの煮物など糖質が多い食事です。体が糖質を欲している状態の中で、糖質を抑えた食事で我慢することはできません。ストレスばかりがたまって、やがて挫折します。

前述のようにインスリンの働きが悪化して糖質代謝能力が低下した状態をインスリン抵抗性と呼びます。

疫学研究では日本人は欧米人に比べて、肥満度が高くなくても糖尿病になりやすいのです［J Diabetes. 2015］。これの意味するところは日本人はインスリン抵抗性になりやすい民族であるということです。潜在的に多くの日本人がインスリン抵抗性の状態にあります。

インスリン抵抗性では細胞内に十分に糖質を導くことができないため、糖質は血管内で余った状態となります。この状態が血糖値の上昇です。血糖値の上昇している人は、糖による慢性炎症を全身にかかえています。糖によって引き起こされる炎症は、さらにインスリン抵抗性を悪化させるという悪循環を導きます。重要なことなので繰り返しますが、インスリン抵抗性を改善するには、余剰な糖ができないように処理できる以上の糖質を摂取しないことが大切です。

Healthy Eating for Life

02

健康習慣をつけるためには最低28日間は必要

たくさんの糖質を体が許容できるようにするためには、インスリン抵抗性を改善しなくてはいけません。インスリン抵抗性を改善する確実な方法は3－7でもお話ししたように、ファスティング、糖質制限です [Nutrients. 2019]。ファスティングにより血液中のインスリン量、インスリン抵抗性の改善、インスリン治療を受けている人のインスリン必要量の低下が報告されています。逆説的ですが、たくさんの糖を体に受け付けられるようにするために、最初は糖質を制限しなくてはいけないのです。

僕が行っている健康スクールでは「健康習慣 28days」というプログラムを体験してもらいます。これは28日間の間に、間欠的ファスティング、運動、睡眠儀式の習慣化を体得してもらうためのプログラムです。早い人は食事内容をそれほど変えなくても、この健康習慣を実践してもらうだけで、体調の劇的な変化を体験します。今日の体の調子は、昨日までの何十年のライフスタイルの影響で作り上げられています。それをたった4週間コミットするだけで体調の変化を感じられるとしたらすごいことだと思いませんか？

とはいえ、所詮4週間の体験です。初期のころは、このプログラムが終了すると元の生活に戻ってしまう人も多いという現実がありました。それはそのはずです。何十年も行ってきた生活習慣の方が脳にとっては自然な行動だからです。新しい生活習慣を落とし込むには平均して66日かかると言われています[European Journal of Social Psychology. 2009]。この間に行動を起こすための脳の領域が、前頭前野という高度な処理をする領域から、大脳基底核というより原始的な脳の領域に変わってきます。簡単な習慣であればもっと短い期間で習慣に落とし込むことができます。

しかし、これまで時間を考えずにおやつを食べる、運動を全くしてこなかった、睡眠の質、時間を意識しなかった生活を送ってきた人が変わるためには、3カ月くらいゆっくり大脳基底核に覚え込ませる期間が必要です。

Healthy Eating for Life

03

ボーンブロスファスティングから開始

ボーンブロスとは動物の骨からとったスープです。牛や鶏、魚の骨を煮込んでつくるため、よほど苦手な人でなければおいしくて何杯でも飲めてしまいます。ボーンブロスは、骨以外にも軟骨や腱などの結合組織を一緒に煮込むためコラーゲンやゼラチンのほか、グルタミンなどのアミノ酸が豊富に含まれます。そのため、リーキーガットなどの腸のトラブルなどに対しても腸機能改善の効果が期待できる高栄養密度の液体です〔Curr Opin Clin Nutr Metab Care. 2017〕。

ただし骨の質にはこだわる必要があります。化学物質による汚染、脂質の質の観点から、極力自然な状態で育てられた動物の骨でなくてはいけません。牧草地で育てられた牛、放し飼いの鶏、または野生の魚の骨からつくる必要がありますが、日本では値段を考慮すると、現実的には鶏の骨のボーンブロス、すなわち鶏ガラスープがよいでしょう。鶏ガラだけではコラーゲンが少ないので、手羽先などの皮、軟骨と一緒に24時間程度煮込んでつくります。

ボーンブロスファスティングの目的は栄養不足にならずに断糖を行うことです。初期のころは糖質摂取をしないようにすると、体が禁断症状を起こします。糖質のない状態に体が慣れていないために、糖質が不足したと感じると脳から新たに糖質を摂取する指令が出ます。経験上5日間程度糖質を摂取しないようにすると、この指令は落ち着きます。ボーンブロスファスティングは4日間行いますので、あと1日少量の糖質で生活すれば初期の禁断症状を乗り切ることができます。

ボーンブロスファスティングの間はボーンブロスの量の制限はありません。好きな時に好きなだけ飲んでよいのです。同じ味ばかりでは飽きてしまうので、黒こしょう、ターメリック、りんご酢などを入れて味を変えながら飲みます。

最初の2日間はボーンブロスのみ、あとは水、お茶、ハーブティーでしのぎます。この間、カフェインは摂取しません。3日目からはココナッツオイル、グラスフェッドギー（牧草牛の乳からつくったバターの乳脂肪）を入れたコーヒーを朝1杯摂取します。3日間は完全に固形物は摂取せず、4日目の昼は野菜中心のスムージー、夜は野菜サラダ中心の軽食をとって終了します。最初の3日間はビタミン、ミネラルの不足を防ぐためにビタミン剤のサプリメントも服用する方がよいでしょう。

Healthy Eating for Life

04

糖質依存からの脱却を目指してスタート

いままでファスティングを経験したことがない人がやってみると、ボーンブロスファスティングの感想は2つに分かれます。最初の感想は、**これまで経験がないほど頭が冴えて体調がよくなった**というものです。体の中にため込んだエネルギー（肝臓、筋肉にため込んだグリコーゲン）を使い果たした後、糖質の代わりにたんぱく質、脂質をエネルギーとして使い始めます。このエネルギー源の切り替えがうまくいった人は体が軽くなります。しかし、この切り替えがうまくいかず、体が糖質を求め続ける状態だとエネルギー切れを起こし、強烈な寒気、だるさ、震え、場合によっては嘔気《おうき》、嘔吐、頻回の下痢が起こります。

糖質依存が強い人は1日目の夜にそのような症状が現れて、継続ができない方もいます。1日目の夜なので、朝、昼を抜いただけなのですが、糖質をとらないだけで強烈な体の拒否反応が起きるのです。そういった場合は無理せずいったん終了し、軽食を摂取します。せっかくトライしたのに断念しなくてはならず、多くの方は落ち込むのですが、じつは全く落ち込む必要はありません。現在の自分の体の予備力が分かったということで、とても有意義なチャレンジだった訳ですから。この糖質依存の度合いは、「16時間食べない」間欠的ファスティングを継続すると徐々に軽減していきます。

ファスティングを継続できる能力は、糖質がなくてもなんとかなる能力なので、その間の体はたんぱく質か脂質をエネルギーとして使用しています。糖質からその他のエネルギー源へのエンジンの交換を素早くできる能力とも言えます。この能力を僕はファスティング筋力と呼んでいます。

筋力トレーニングと同じで繰り返し、繰り返し体に覚え込ませるとファスティング筋力は確実に上がります。ボーンブロスファスティングが完遂できなくても、1～2カ月後再度チャレンジすると、同じ期間を前回よりも楽にこなせるようになっています。スクール生の中には、すでに6回目のチャレンジをした人もいましたが、6回目が一番楽だったとのことです。ファスティング筋力はあった方がいいと思います。もし大災害があって食料が届かなくなるような状況になっても、持ちこたえることができるでしょう。

ボーンブロスファスティングは水のみで行うウォーターファスティングに比べてかなり楽に行うことができます。ボーンブロスに含まれるたんぱく質、アミノ酸、脂質があるため、エネルギー不足にはなりません。消化吸収は継続して行っていますが、固形物を処理するよりは腸の負担は軽くなります。腸の粘膜が萎縮することもありません。一般にファスティングの後には腸粘膜が萎縮するために、数日かけて消化のよい回復食をとることが求められますが、ボーンブロスファスティング後は量を少なめに食べる以外はとくに決まりはありません。

ファスティングはどのような形で行うにしても、糖尿病の持病のある人、とくにすでに糖尿病の薬を処方してもらっている方、インスリン治療を受けている方は担当医の許可なく行ってはいけません。通常摂取するカロリーに合わせて薬の投与量が決められているため低血糖症のリスクがあるからです。

また子ども、妊娠中もしくは妊娠を考えている人、低体重の人、摂食障害の既往のある人もファスティングは行ってはいけません。ファスティングは万人の体にフィットするわけではありません。まれに症状のでていない副腎機能不全という疾患を持っている方がいます[Ther Clin Risk Manag. 2020]。副腎がうまく働かないと、ファスティングで嘔気、だるさが出現し、なかなか改善しません。ファスティング挑戦後に不調が改善しない方は医療機関で診察を受ける必要があります。

Healthy Eating for Life

05

クレッシェンドファスティング

4日間のボーンブロスファスティングが終了した後は、間欠的ファスティングの習慣化を身につけていきます。それと同時に運動も開始します。とはいえ、運動習慣のない人は最初から無理な運動はせず、運動の習慣をつけることにフォーカスします。目標は16時間食べない時間をつくり、1日のうち8時間の間に食事を摂取することです。これも糖質依存が少ない人は、難なく初日から16時間空けることができてしまいます。

しかし普段、おやつをちょこちょこと食べて、寝る直前にもつまみ食いをするような生活をしている人は、寝る時以外は絶食していない状態です。そこから急に16時間食べないで、水分のみで生活するのはハードルが高いと思います。

そのため1〜2週目の目標は12時間の間欠的ファスティングを基本とします。12時間になれたら、徐々に14時間、16時間と延長していきます。3週目は14時間を基本にして、週2日ぐらいを16時間絶食としていきます。4週目には週3日以上を16時間として、可能なら20時間絶食にチャレンジします。このように段階的にファスティング強度を上げていく方法をクレッシェンドファスティング（crescendo fasting）と言います。クレッシェンドとは音楽の音を徐々に強くしていく表現方法です。

16時間の食べない間は水分をしっかりとることが重要です。とくにもともと便秘気味の人は食事による刺激が少なくなるので、水分摂取が少なくなると便が出づらくなります。便通をサポートするためにマグネシウム製剤やにがり、ビタミンCサプリメントなどを適宜使用します。この16時間は糖質をカットしてインスリンを分泌させないことが目的であるため、絶食中であってもMCTオイル、グラスフェッドギーを入れたコーヒーは摂取可能です。少量であればコラーゲンのパウダーも問題ありません。

16時間の間欠的ファスティングができるようになってくると、一番変化を感じるのが日中のクオリティの上昇です。眠気がなくなり、仕事や作業できる時間が増えます。

Healthy Eating for Life

06

運動の習慣化

運動の健康効果は科学的にも証明されています。運動をしないことが病気をつくり、寿命を縮めます［Compr Physiol. 2012］。こんなことは誰もが感覚的に分かっていますが、多くの人は1日に1分であっても、意識的な運動をしない生活を送っています。食事に気をつけていても運動はしていない人は非常に多いのが現状です。健康にとって食事と運動は両輪です。どちらが欠けても効果が出ないことをまず意識することが必要です。ジムで週3回汗をかいても、食べすぎてしまっては、効果が半減します。

運動のことを注目する時には、どんな運動を、どれくらいの時間やったらいいのか？ということばかりに意識が向いてしまいますが、本当に重要なのはそんなことではありません。本当に重要なのは毎日やること。毎日やる習慣があることが、健康的な生活には最も必要なのです。当然毎日やるとなると、疲労がたまるほどの長時間のランニングや、翌日筋肉痛で立ち上がれないほどの筋力トレーニングをする必要はありません。この本の読者の方は30代以降の方を想定して書いていますが、**30代以降で最も大事なことは筋力を維持しながら、決して関節を痛めないこと**です。若いころとは違って、無理な負荷をかけて関節を痛めてしまうとそのまま生涯痛みがとれないなんてこともあり得ます。

毎日続けるトレーニングは自宅で行う自重トレーニング（自分の体重のみを使って重い器具は使用しない）で十分です。スクールでは「**28日間に毎朝2分間の運動をする**」ことを目的に運動を始めてもらいます。2分間の運動は30秒の運動×3回と間の15秒の休憩2回の2分間です。**たった2分間と思うかもしれませんが、毎朝必ず行う2分間の運動を行うことはかなり厳しいのは、実際やってみると分かります。**寝坊したとか、今日は気分が乗らないなどのやらなくても許される理由を自分でつくって、続けることができないのです。そして30秒は全力で行うこと。ストップウオッチで必ず計測しながら行い、短時間集中して行います。

スクールでは毎日やった運動を28日間報告する義務があります。このある種の強制力があるために運動を継続できるのです。**習慣を身につけるのは実は個人の意志力ではなく、最も重要なのはその行動を支持、応援してくれる環境です**［The Science of Habit. 2015］。その環境がなく自分ひとりでやらなければならないなら、その強制力を作り出した方がいいです。周りの人に運動を毎日することを宣言して報告するとか、ＳＮＳやYouTubeで実際に行ったことを発信するなど、毎日の活動を人目に触れるところに置くことなども、自分に強制力をかける上では有効な手段です。何もそこまでしなくてもと思うかもしれませんが、自分ひとりで習慣を身につけていくことはそれほど困難なのです。健康的なライフスタイルを生涯にわたって送るためには、運動の習慣は是非とも身につけてください。

Healthy Eating for Life

07

歩ける能力が寿命を決める

1－4でお話ししたようにトレーニングの目標は筋肉をつけて体幹を安定させることです。筋力低下が進行すると、歩幅が小さくなり、歩行距離も短くなります。高齢の方がよろよろしながら歩いている様子を観察してみると、どのような筋力が強化すべきなのかのヒントになります。

歩行をする時の動きのメカニズムは、片足を前に出して体重が前方に移動する間、もう一方の足1本で自分の全体重を支えます。この片足1本で体重を支える筋力がないと、前方に出した足を早めに地面につけなければならなくなります。その結果、歩幅が小さくなりますし、歩いている姿の安定感がなくなってしまうのです。現代ではデスクでの仕事が多くなり、歩かない生活が当たり前になってきています。歩かなければ当然下肢の筋力低下は進みます。座っている時間の長さが、病気の発症率、入院率、死亡率に大いに影響を与えます [Ann Intern Med. 2015]。意識的に座っている時間を短くするように普段から気をつける必要があるということです。

ではどれくらい歩くことが有効なのでしょうか？　平均年齢72歳のアメリカ人女性の1日平均の歩行数と死亡率の関係を調査した研究を見てみましょう [JAMA Intern Med. 2019]。1万6741人を研究開始時の歩行数によって4つの群に分けました。その結果、各群の平均歩数はそれぞれ、2718歩、4363歩、5905歩、8444歩でした。その後平均4・3年の経過観察を行ったところ、最も平均歩行数が少ない群（2718歩）に比べて最も歩数が多い群（8444歩）は、死亡リスクが58％低いという結果でした。

1日の歩数が増えるほど死亡リスクはより低下しましたが、その効果は1日7500歩前後で頭打ちになると試算されました。昔から1日1万歩が健康にいいと言われますが、目標値の根拠としては**1日7500歩を目標に歩くことがよさそうです。**

そこまで歩かなくても、**別の研究では1日あたり1000歩余分に歩くことが死亡率の低下に繋がる**と試算されており、いまよりもう少し歩くことを目標にすることでも健康上のメリットははかりしれません［Int J Behav Nutr Phys Act. 2020］。

まずは歩行を測定する計測器を身につけることです。いまでは時計、スマホでも歩行をカウントできます。僕自身は昔ながらのデジタル万歩計を絶えず携帯して歩行数を見ています。このような計測器を身につけるだけで、実は歩くモチベーションが高まり歩行数が増加することも示されています［Sports Med. 2017］。何を使用してもよいので、歩行数を測定してみましょう。その歩数を見るだけで歩くことが習慣化されてきます。

Healthy Eating for Life

08

三日坊主のための筋トレメニュー

僕たちはボディービルダーになるわけではありませんので、見栄えがするほどの筋肉は必要ありません。全身の筋肉を萎縮させることなく、いつまでも動かせる状態を維持する必要はあります。当然、様々な運動をした方がいいのは確かなのですが、闇雲にいろいろな種目を行うより、ある程度必要な筋肉に的を絞ってトレーニングをした方が効果的です。運動の習慣がついたなと思ったら、負荷を上げていきます。**運動の目標は4分間の高強度インターバルトレーニングです。**具体的には心肺機能と筋力をバランスよく鍛えるために**「20秒運動　10秒休み」を合計8回繰り返すタバタ式**を採用します［Clin Physiol Funct Imaging. 2019］。その中に以下の3つの筋力を鍛えるための種目を入れます。

❶肩甲骨周囲の筋肉を動かす運動
❷へそより下の腹筋を動かす運動
❸臀部《でんぶ》（お尻）の筋肉を動かす運動

❶肩甲骨周囲の筋肉

肩甲骨周囲には様々な筋肉がついていますが、その中でも回旋筋腱板《かいせんきんけんばん》（ローテーターカフ）と呼ばれる肩甲骨と腕の骨を繋いでいる筋肉群があります。ローテーターカフはいわゆるインナーマッスルで意識的にトレーニングを行わないと萎縮が進みます。一般に四十肩、五十肩と呼ばれる病態の多くは肩関節の安定性が悪くなることによる症状で、ローテーターカフの筋力低下もその原因のひとつです。このローテーターカフ中心のトレーニングは専門的になるので採用はしませんが、この肩周りの筋力を維持強化するために行ってほしいのが腕立て伏せ（プッシュアップ）です。このプッシュアップは、体を沈める時に左右の肩甲骨をしっかり寄せるイメージで行います。この左右の肩甲骨が集まる部位には褐色脂肪という脂肪を燃やして代謝を上げる特別な脂肪が配置されています [Nat Med. 2021]。この部位をいつも動かして刺激することは、体温を上げて代謝を活発にする効果が期待できます。褐色脂肪が多い人は心不全、高血圧、糖尿病、冠状動脈疾患、脳血管疾患などの慢性疾患を患う可能性が低くなります。もちろん筋力のない方や女性は、通常のプッシュアップで腰を痛める危険があるため、図4のように膝をついたり、壁を利用して行うことから開始します。

❷へそより下の腹筋

へそより下の腹筋ってよく分からないなと思うかもしれません。いわゆる腹筋と聞くと、左右の腹筋がそれぞれ3つに分かれた部分を想像すると思います。そこがくっきりしっかり浮かびあがると、

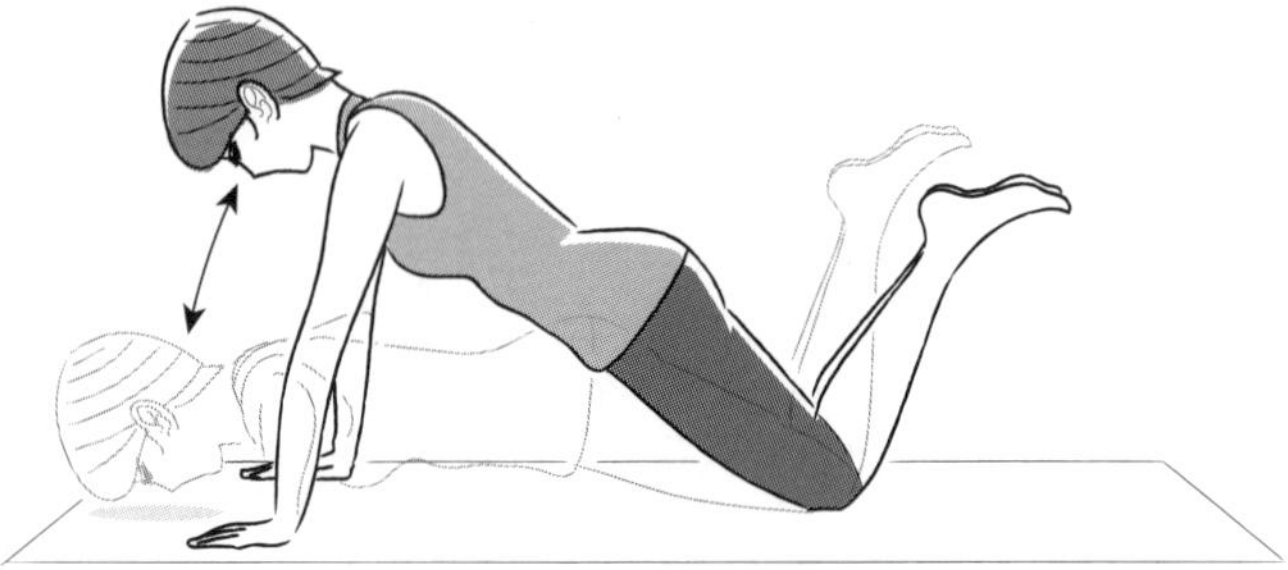

図4　プッシュアップ

シックスパックです。腹筋である左右の腹直筋は、それぞれ4つずつに分かれています。

この目立ちにくい腹筋はへそから下の腹直筋最下部のことであり、この部位の筋力低下が目立つとだらしなくおなかが飛び出します。幼児体型と称されるポッチャリとしたおなかの人は、この腹筋が著しく弱った状態です。この部位の筋力低下は腹圧の低下につながり、腰痛、便秘の原因にもなります。日本の禅や武道では「丹田《たんでん》」という臍下《せいか》数cmに生命活動の中心があり、ここでの呼吸を意識することが自律神経を整えて、疲労を改善する効果があると伝えています。この丹田に力を入れて呼吸をしようと思っても、普段この腹直筋最下部の筋肉をトレーニングして使っていないと丹田での呼吸をすることができません。へそより下の**腹直筋最下部のトレーニングは生命活動維持にも必須**なのです。

この腹直筋最下部はいわゆる腹筋運動（シットアップ）ではなかなか使うことができません。ここを鍛えるには上体ではなく、足を上げる運動が必要です。「**オルタネイトレッグレイズ**」という寝ころんだ姿勢で片足を交互に上げていく運動で重点的に下腹部に力を入れる練習をします（図5）。腰部を痛めないように全神経をへそから下の腹筋に集中します。この運動を高強度インターバルトレーニングのメニューに取れ入れてください。

このほかに取り組んでいただきたい運動は「プランク」です。プランクは、肘とつま先で体を支える運動（腕立て伏せの体制から、肘を落として全身を支える）ですが、やってみると最初は1分であっても維持することが難しいです。この運動は、暇を見つけて30秒から1分繰り返すことも、下腹部を鍛えるのに有効です。ただしフォームが崩れると腰を傷めます。下

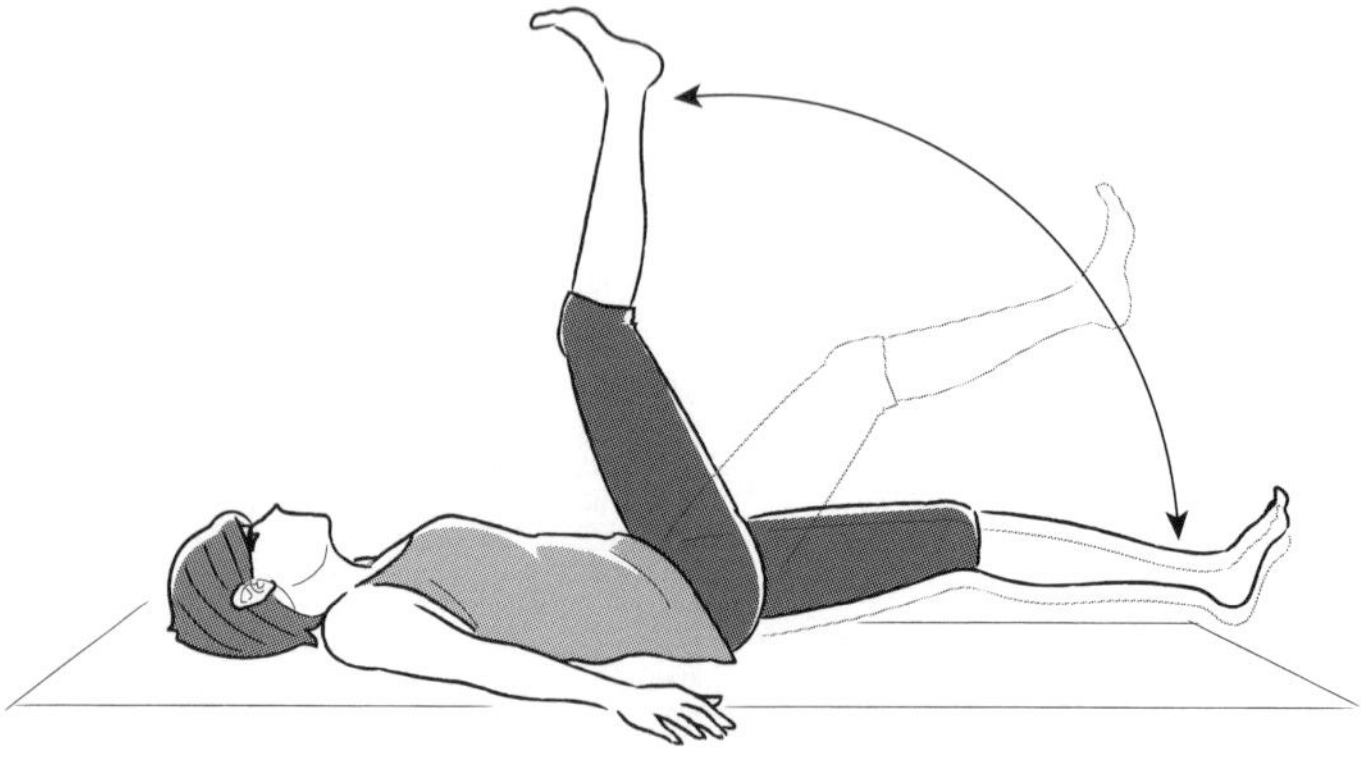

図5 オルタネイトレッグレイズ

腹部に意識を集中して腰が過度に反らないように気をつけます。筋力がない人は膝をついた姿勢から開始してください。

❸臀部《でんぶ》（お尻）の筋肉

歩くことができなくなってしまうと一番萎縮するのが臀部の筋肉です。おなか、背中の筋肉とともに臀部の筋肉は体を支える上では重要です。臀部の筋肉が弱くなった人は片足で立つことが難しくなってきますので、立ったままパンツをはいたり靴下をはいたりすると、ふらついてしまいます。お尻の筋肉を鍛えるための運動と聞くと、スクワットが浮かびますが、通常行うスクワットでは臀部の筋肉よりも太ももの筋肉が主に使われます。生活をするための筋肉を鍛えることが目的なので、僕がお勧めする運動は単純に椅子に座った姿勢から立ち上がる「椅子スクワット」です（図6　次頁）。

椅子に座った姿勢から立ち上がり、ゆっくりともう一度座り、再度立ち上がることを繰り返します。この時、❷で行った腹直筋最下部に力を入れることを忘れないでください。両足で苦もなく立ち上がれる人は、片足だけ使って立ち上がってみてください。これも最初は立ち上がることができない人が多いです。難しい場合は両足で立ち上がり、少しお尻が浮いたら片足立ちになって、ゆっくり片足で再度座ります。この運動を朝の運動時間以外にもデスク作業の休憩中に適宜行います。

当然これらの3つの筋肉部位を鍛える方法はたくさんあります。動画等を検索するか、運動に詳しいトレーナーに相談して、いろいろな運動を朝のトレーニングに取り入れてください。同じ運動ばかりだと体が刺激に慣れてしまって、トレーニングの効果が薄れてしまいます。

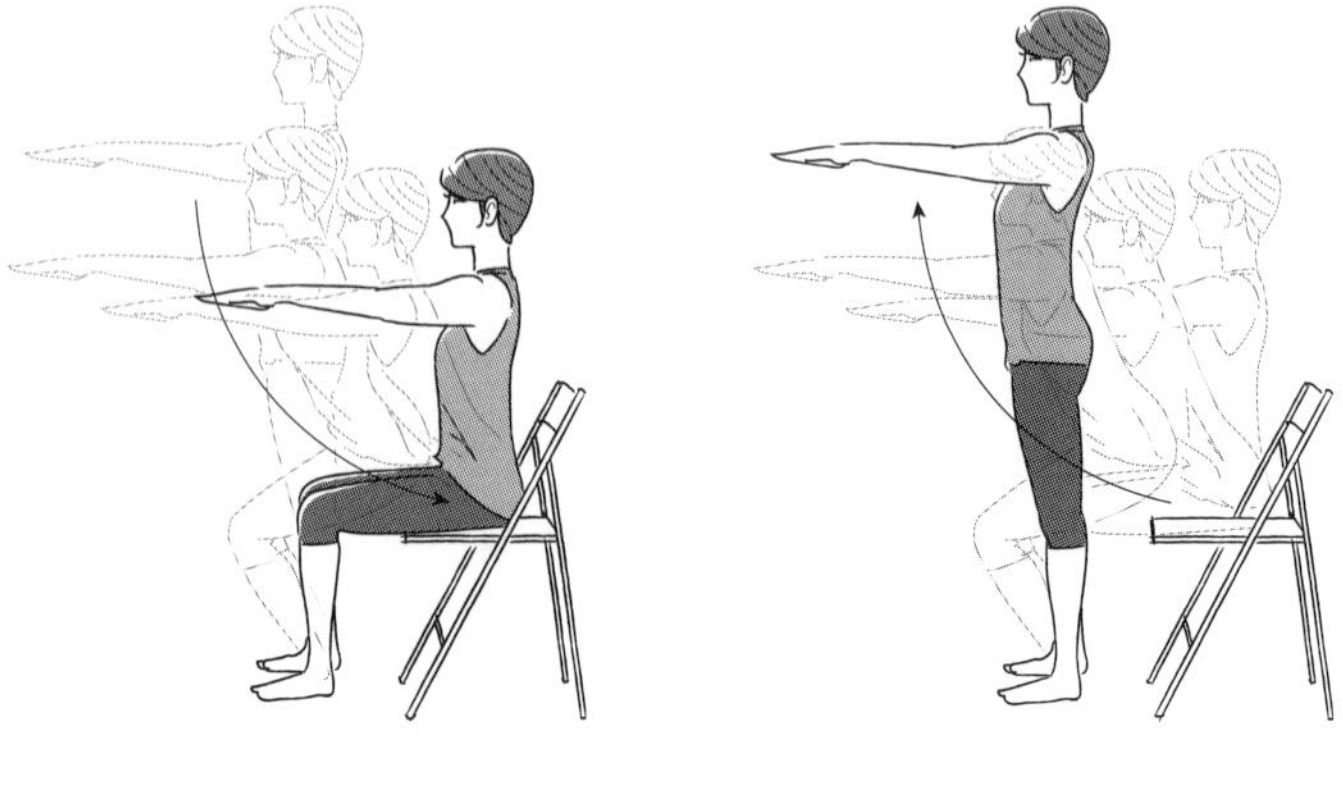

図　椅子スクワット

Healthy Eating for Life

09

良質な睡眠をとるために

睡眠時間の短縮、睡眠の質の低下は、僕たちが想像している以上に健康トラブルを引き起こします。睡眠不足の時は頭の機能が冴えないと感じることは多いと思いますが、睡眠を十分にとった場合に比べて判断能力が格段に違うことが証明されています［Vision Res. 2009］。その能力低下はお酒で酔っぱらっている時と同じレベルになります［Occup Environ Med. 2000］。睡眠時間7〜8時間が最も心臓病、脳卒中のリスクが少なく、それより短くなるにつれてリスクは上昇します［Eur Heart J. 2011］。短い睡眠時間は肥満や食欲増進の原因ともなり［PLoS Med. 2004］、ただの寝不足と考えて長期間睡眠時間を削っているととんでもないしっぺ返しを受けることになります。

睡眠の質を上げるには、寝る前の儀式があった方がいいでしょう。**まず最も簡単な儀**

式は深呼吸をすること。深呼吸の効果は、日中の興奮状態である交感神経優位の自律神経の状態を、リラックスするために副交感神経優位の状態に導くことにあります。1回の呼吸でなるべく時間をかけて、10回行ってから眠ると、睡眠の質はがらりと変わります。

夜にパソコンなどの作業をしている、スマホで動画を見たり検索したりと、眠る前にあともう少しやりたいなと思う時があると思いますが、僕は早めに切り上げるようにしています。当然眼鏡をかけたり、パソコンをナイトモードにしたりしてブルーライトをカットして作業をしていますが、睡眠直前まで行っていると睡眠ホルモンのメラトニンが十分に出ません[J Clin Endocrinol Metab. 2011]。そのためどんなに遅くても眠る1時間前には電子機器の操作を終了している必要があります。

寝る前には照明を落として本を読む、日記を書きながら1日を振り返ることもおすすめです。睡眠時間を減らしてやりたいことをやっていると、その瞬間はたくさんの作業をこなしたと考えますが、次の日以降は確実に効率が悪くなり、削った睡眠時間以上の無駄を作り出しています。僕は、睡眠の時間、寝る前の深呼吸をする時間は、翌日以降に返ってくる、また一生涯にわたって返ってくる最大の投資だと考えて確保しています。

Healthy Eating for Life

10

起きている時間をすべて使って習慣をつくる

間欠的ファスティング時の食事時間は8時間です。1回の食事をおなかいっぱいになるまで食べない、腹八分を心がければ、食事時間内であれば食事以外に果物を摂取したりすることは問題ありません。

次章でお話しする摂取を控えた方がいい食事内容の制限に関しても、目的意識を持って短期間摂取しないことに取り組む時期も必要ですが、その制限は、ストレスを感じないレベルにとどめるべきです。ただ1つ、絶対守ることは時間だけ。自分で決めた食事時間だけは守ることを意識してください。食べていない時間は水分の摂取が重要になってくるので、時間を見つけてはこまめに水分を摂取します。

運動も同じです。朝の数分で運動終了ではありません。長い間デスクに座っていたら、意識的に立ち上がって立ちながらできる運動、浅いスクワット運動等を行います。壁があれば壁に手をつきながら片足でスクワットをしたり、片足で立ってバランストレーニングをしたりします。歩く最中でも腹直筋の最下部の丹田に力を入れることを意識して、よい姿勢で歩くようにします。

すべてのことを一度に行おうとすると、脳が強烈に抵抗してきますので、少しずつ進めていきます。運動を始めるにも、初めは「さあやろう！」と意志の力を存分に使わなくてはいけない状態から、いつしかやることが当たり前という状態になっていきます。

これは脳内の行動を決定する部位が大脳基底核に移動してきたサインです［Dialogues Clin Neurosci. 2016］。大脳基底核で行動がコントロールされるようになった状態が習慣化です。習慣化してしまえば、その行動を起こすのに意志の力は必要なくなります。そうすれば、意志力を他の習慣を獲得することに使うことができるようになります。このように健康によい習慣を28日に1つ獲得してゆけば、1年後には12個の健康習慣を持っているあなたがいます。そうなったら、あなたの健康状態はどうなっているか、想像してみてください。まずは1つの身につけたい習慣を決めて、スタートしましょう。

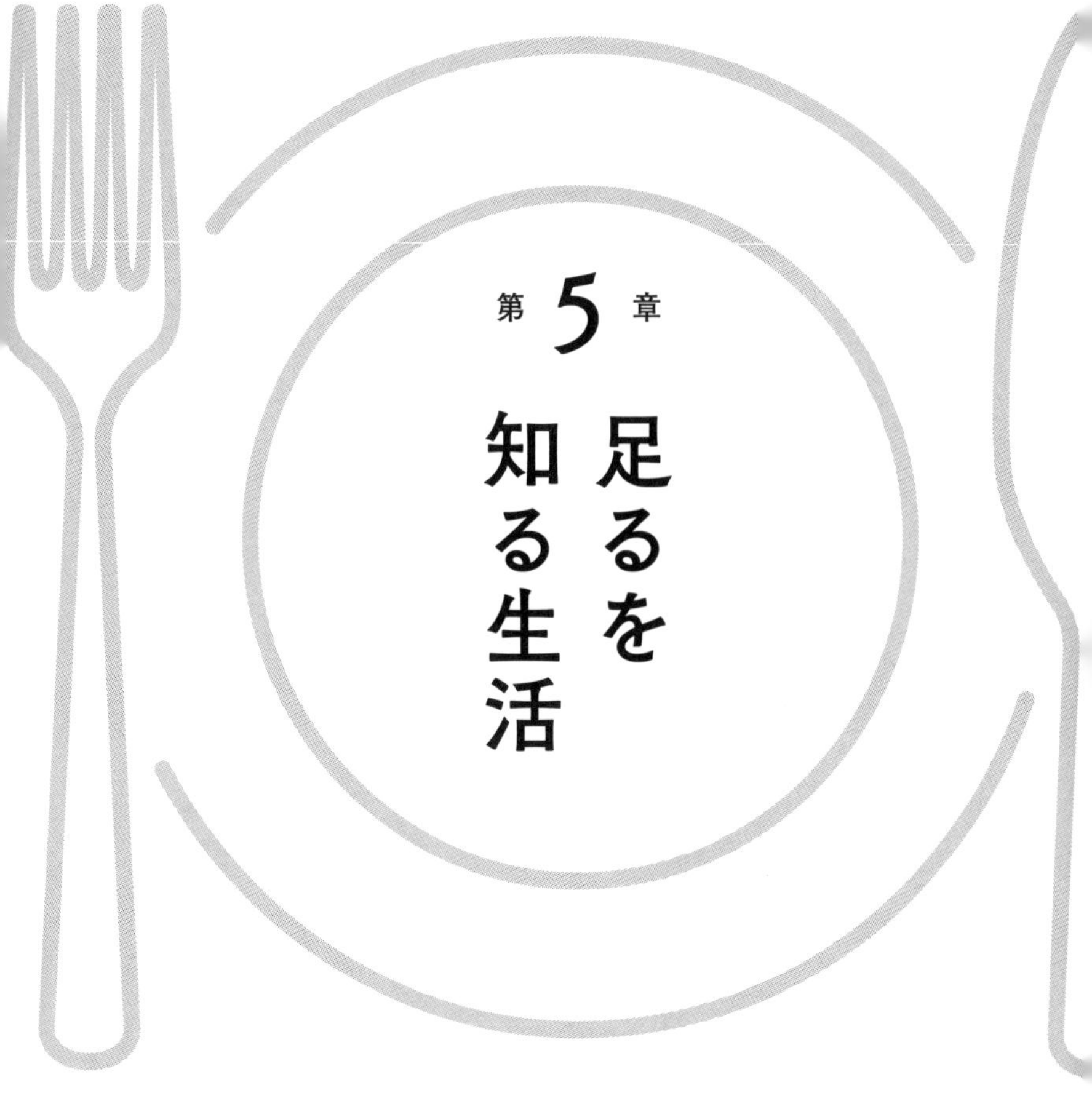

第5章 足るを知る生活

Healthy Eating for Life

01

超加工食品を避けること

食べたいものが頭の中に浮かんだ時、それを求めて食べていますか？

いま食べたいと思うものが体に必要な栄養である。こういった考えは昔からありました。漢方では、食べ物の味に「五味」という考え方があり、味の違いによって食事を5つの性質に分類しました。酸味、苦味、甘味、辛味、鹹味《かんみ》(塩辛い)の5つの味で、それぞれの味を求める時は痛めている臓器があり、そこを重点的にいたわった方がいいという考え方です。酸っぱいものを欲しがる時は肝が弱っているサイン、苦味を求める時は心が弱っているサインなどと考えて、その味の食材を選んで食で養生するわけです。

基本的にはその時においしいと感じるものを食べるということになりますが、現代ではこれを食べたい、これがおいしいと思うものを食べて生活することは非常に危険だと思っています。日本で認可されている食品添加物は１６００品目以上です。これらの食品添加物を使って、味をよくしたり、見栄えをよくしたり、香りをよくしたり、舌触りをよくしたりして、僕たちの五感を狂わせます。

甘味料や酸味料を加えたり、アミノ酸を添加しておいしさをアップした食品は、旨味や風味を人工的に作り出したものです。添加物の味に慣れてしまうと、このニセモノの味が本来の味だと脳に刷り込まれてしまいます。

人間の味覚は10歳までにほぼ固定されてしまいます。子どものころから添加物のたくさん入った加工食品、ジャンクフードを食べていると、添加物入りの濃い味に慣れてしまいます。その中にはだしの旨味や新鮮な食材のおいしさは含まれていません。素材の味や薄味を楽しめなくなると、塩分や糖分、油分の含まれるジャンキーなものばかりを欲して求める生活になります。

現代の食品、とくに加工された食品を選ぶ時には、「おいしいと思うものを食べるのは体にとってよいこと」という自分の味覚、五感に頼って食事を選ぶのではなく、ある程度頭で考えた食材を選ばなければならない時代となっています。

食品の加工度はグループ1から4までの4つに分類されます[Public Health Nutr. 2019]。グループ1は野菜や果物、種子、動物の肉や卵、乳、水など自然のままの食材を乾燥、粉砕、焙煎、煮沸、低温殺菌、冷蔵、冷凍などを行ったものです。グループ2は加工された料理用成分です。これらは、油脂、砂糖、塩など、グループ1の食品または自然から直接得られる物質です。グループ3は加工食品でグループ1の食品にグループ2の塩、砂糖、その他の物質を加えることによってつくられます。パンや魚の缶詰、シロップの入ったフルーツなどです。

そして**グループ4が超加工食品**と呼ばれるものです。超加工食品には炭酸飲料やスナック菓子、チョコレート、キャンディー、アイスクリーム、大量生産されたパン、クッキー、ケーキミックス、朝食用シリアルや冷凍のピザ、鶏肉と魚のナゲット、ソーセージ、ハンバーガー、ホットドッグ、インスタントスープ、インスタント麺など当たり前のように目にするものはすべて超加工食品です。超加工食品の摂取による心血管疾患とすべての原因による死亡リスク［BMJ. 2019］、全がんおよび乳がんのリスク［BMJ. 2018］、肥満のリスク［Am J Clin Nutr. 2016］の上昇が明らかであるという事実を知っていましたか？

Healthy Eating for Life

02

超加工食品に含まれているもの

超加工食品は製造段階から他の食品群と異なります。超加工食品の作り方はプラモデルと同じです。通常の料理では使用されることのない様々な精製糖（果糖ブドウ糖液糖、マルトデキストリン、ブドウ糖、乳糖）、加工油脂（水素化またはエステル交換油）および加工たんぱく質（加水分解たんぱく質、大豆たんぱく質分離物、グルテン、カゼイン、ホエイプロテイン）を組み合わせて製造していきます。

これらの物質は、高収穫量の植物性食品（遺伝子組み換えのトウモロコシ、小麦、大豆、サトウキビなど）や、集約的な畜産からの動物の死骸の精製・粉砕などから抽出されたものです。

混ぜ合わせて、成形したり揚げたりローストしたりする工業技術を用いて食品が組み立てられていきます。

着色料、香料、乳化剤、およびその他の食品添加物を使って口当たりのよいものにお化粧します。保存期間を延ばすために保存料を追加して、洗練されたパッケージでつつんで完成です。

超加工食品は原材料と作り方を理解すると、とても食べ物とは思えないような食品です。もともと何であったか分からない粉や液体が最終的においしそうな食品になっていきます。

現代ではこういった利益率の高いフェイク食品は、すぐに消費できる利便性と積極的なマーケティングにより、生鮮食品による食事に取って代わっています。市販の食パンやシリアル、ヨーグルトジュース、野菜ジュースなどを朝食にして、毎日超加工食品を摂取しているのです。知らないうちに大量にとっている超加工食品の摂取量の増加が確実に健康被害を広げているのです［Public Health Nutr. 2018］。

学術誌では現代の様々な健康被害の原因として、超加工食品に含まれる食品添加物がその誘因になるのではないかという知見が続々と報告されています。動物実験で、食品、医薬品をはじめ、化粧品にも使用される増粘剤であるカルボキシメチルセルロース（ＣＭＣ）とポリソルベート80（ＰＳ80）が、腸内の腸上皮細胞を守っている粘液を破壊することが示されました［Nature. 2015］。粘液は腸のバリアですから、粘液が薄くなると体内への細菌の侵入を簡単に許してしまいます。これらの添加物は、さらに代謝も乱してメタボリックシンドロームを引き起こし、その結果、体重増加、過食傾向になります。添加物のひとつである乳化剤（水と油のように混じり合わないものを混ざりやすくするもの）が腸内細菌叢を混乱させることも報告されており、添加物と腸の炎症の繋がりが注目されています［Microbiome. 2021］。

可能なかぎり食事はホールフード（wholefoods：加工されていない自然な食べもの）から自分で調理したものを摂取すること、毎日お菓子を食べたり、コンビニのお弁当やお惣菜で食事をすませたりする生活から脱却しなくてはいけません。

Healthy Eating for Life

03

パン、パスタを食べるたびに腸の中で起きていること

健康な食材について勉強し始めた人は、グルテンという言葉を聞いたことがあると思います。グルテンとは小麦に含まれているたんぱく質で、小麦粉を水に溶かした時に粘り気と弾力を与える物質です。このグルテンの成分が腸に悪さをするということが分かってきました。欧米ではこのグルテンに対する自己免疫疾患であるセリアック病という疾患が人口の約1％います[Gastroenterol Hepatol. 2011]。よってこれらの人はグルテンを含む食品である小麦をはじめ、ライ麦や大麦などの食品を摂取することができません。セリアック病ではない人であってもグルテンを含まない食品を摂取する（グルテンフリー食）と体の調子が改善することを経験する人が多く、グルテンフリー食を実践している人が欧米では多いのです。日本人はセリアック病の割合が欧米ほど高くないとされてお

り、グルテンに対する反応もあまり重要視されていません。しかしそれでいいのでしょうか？

グルテンの腸管に対する反応はリーキーガットを引き起こすことです。腸の粘膜細胞同士は通常密接に繋がっており、お互いの細胞同士がしっかりと密着しています。この密着している細胞同士には通常鍵がかかっています。この細胞同士の密着を外す鍵はゾヌリンという物質です。ゾヌリンの分泌が高まると腸細胞の密着が外れて、細胞同士の隙間が形成されます。この状態がリーキーガットです。実はグルテンは腸の細胞に働きかけて、このゾヌリンの分泌を誘導します［Tissue Barriers. 2016］。すなわち、グルテンは必ず消化吸収の際にリーキーガットを引き起こしているのです。

腸の中はイメージしにくいかもしれませんが、体の外側です。えっ？　何を言ってるの？　と思うかもしれませんが、腸の中は体の中ではないのです。体を貫くように口から肛門まで1本の管が通っていて、途中に胃があり、小腸があり、大腸があります。その腸の表面は腸粘膜細胞1層のみで守られています。皮膚は何層にも連なった細胞と角質が体の中と外を隔ててくれています。よって皮膚を貫いて異物が侵入することはかなり大変です。しかし腸の中から見るとわずか腸粘膜細胞1層を乗り越えれば体の中に入ることができるのです。そしてその腸粘膜細胞同士の隙間は、グルテンを摂取するたびに解放されているのです [Nutrients. 2020]。

健康な腸粘膜細胞は粘液を分泌して腸の表面にバリアを形成します。腸の中の免役細胞と善玉菌との共同作業で毒素の侵入をブロックしながら、栄養素だけがそのバリアを通過することを可能にします。リーキーガットの状態では腸粘膜細胞同士の隙間を通って、腸の中の毒素が入り放題になります。腸内に起こった炎症は必要な栄養素の吸収も阻害します [Int J Mol Sci. 2020]。

Healthy Eating for Life

04

リーキーガットは悪ではない

リーキーガットの状態を作り出すことは体にとって必要なメカニズムです。腸の中に排除すべき病原体が侵入してきた場合、腸細胞同士の隙間から腸の中に水分を放出し、免疫物質、免疫細胞を出動させて洗い流します［F1000Res. 2020］。病原体を下痢という形でいちはやく体外に放出するためです［Gastroenterology. 2002］。すなわちリーキーガットは必要に応じて作り出される状態です。リーキーガット＝悪ではないのです。しかし、小麦を食べるたびにその鍵が開かれるのでは困ります。いつもパン、パスタ、うどんなど、小麦を食べる頻度が多い人は腸の鍵が開きっぱなしの状態です。自分はパン、パスタを食べても平気なので、そんな反応は起こっていないと考えている人もいるかもしれませんが、このグルテンによるリーキーガットの誘導はすべての人に起こっていることが示されています［Nutrients. 2015］。

リーキーガットの状態になると、隙間を通って腸内の毒素だけでなく、細菌、食物などが体内に侵入します。グルテンそのものも体内に入るとグルテンに対する抗体が形成されます。このグルテンに対する抗体は脳にもダメージを与えることが分かっています［Med Hypotheses. 2010］。グルテン以外にも様々な抗原（たんぱく質、ペプチド）が体内に流入することによって抗体がつくられます。自己免疫疾患とは、免疫系が自分自身の組織（自己抗原）を攻撃する抗体（自己抗体）を産生し、自ら自分の体への攻撃を引き起こす疾患です。リーキーガットと自己免疫疾患（1型糖尿病、クローン病、多発性硬化症、強直性脊椎炎など）には強い関連が報告されています。リーキーガットにより抗体産生が活性化され免役が過剰反応することが原因と考えられています［Int J Mol Sci. 2020］。

セリアック病の頻度の低さを考えると、日本人ではグルテンフリーの食事を一生続ける意義は少ないと思います［Allergol Int. 2012］。しかし、腸内を小麦に対する反応から回復させるためにも、パン、パスタ、うどんなどの小麦製品や、小麦を使った揚げ物などの食品を摂取する頻度は考える必要があります。

Healthy Eating for Life

05

毎日食べているものでも体に合わないものがある

リーキーガットを引き起こすのは小麦だけというわけではありません。腸内細菌は腸の環境を整えるのに重要な役割を果たしています。腸内細菌の遺伝情報は腸内の免疫能力に大きな影響を与えます。腸内細菌が乱れるような原因はすべて、腸内に過剰な免疫反応を引き起こしリーキーガットの誘因となってしまいます。小麦を食べていなくても、腸の中に炎症がいつも起きていればリーキーガットの状態になりうるわけです。

腸内環境を乱す原因としては食事、慢性ストレス、環境毒素などがあります。食事では炎症を引き起こしやすいオメガ6の比率の高い植物油の過剰摂取や食品添加物などは誰もがその影響を受けます [Nutrients. 2015]。アルコールの過剰摂取 [Alcohol Res. 2017]、アスピリンその他の消炎鎮痛剤や経口避妊薬などの薬 [Gut. 2001] なども腸内環境を大いに乱します。そして食事に関連する腸内環境を乱す要因として忘れてはいけないのが食物不耐症 (food intolerance) です [Nutrients. 2019]。

食物不耐症とはある特定の食品を摂取した場合に胃腸症状が出ることをいいます。個人によって、影響の出やすい食品、出にくい食品があるため個々に調べていかなくてはいけません。いわゆる食物アレルギーと呼ばれる食品は、その食品を摂取すると即時に症状が出現します。こういった即時的なアレルギー反応は食べている本人が一番分かっているので、頻回に摂取する危険はありません。むしろ問題なのは食べた食品に対して体は反応しているけれども、重症感がないために食べ続けている場合です。

小麦に関しては5-3でリーキーガットを誘発しているお話はしましたが、セリアック病ではなくても小麦を食べると調子が悪くなる人がいます。これを非セリアックグルテン過敏症と呼びます [J Am Coll Nutr. 2014]。非セリアックグルテン過敏症は診断方法がなく、一度小麦を含むグルテン除外（グルテンフリー）の食事を続けて、再度食べてみるチャレンジテストで判定するしかありません。

日本人にも隠れ非セリアックグルテン過敏症の人が多数いると考えられています。というのは僕のスクールの生徒は、グルテンフリー食を28日行ってもらい、その後再導入してみるのですが、20％ぐらいの人に何らかの症状が出現します。僕自身も小麦を摂取すると極端に便通が悪くなります。よって再導入の際の症状の強さにもよりますが、チャレンジテストを行うと小麦製品をある程度控えた方がいいのか？　という基準を得ることができます。

このほかにも乳製品、卵などアレルギー症状の出やすい食品に関しては一定期間食事に含めず、再導入をすることをおすすめします。毎日卵を食べていた人で、卵制限食の後に、卵を再導入してみたら、立っていられないほどの強い不耐症の症状が出た人もいます。この**食物不耐症の正確なメカニズムは分かっていません。食物に含まれている保存料、乳化剤、残留農薬などに反応している可能性もあります**［Nature. 2015］。再導入して反応する食品を、認識せず継続して摂取し続けていると、腸内環境の悪化が改善することはありませんので注意しましょう。

Healthy Eating for Life

06

僕たちは大地の成分を食べている

野菜、果物からとっている栄養分は一体なんなのでしょうか？　僕たちは自分自身でエネルギーを作り出すことはできません。植物は光合成をして大気中の二酸化炭素を取り込み、種子や果実、葉に炭水化物、脂質、たんぱく質として栄養分を蓄積します。植物の生育に必要な窒素やリン酸、カリウムなどは土から根を使って吸収します。吸収された窒素を使ってたんぱく質がつくられ、リンは脂質の合成に使われ、種子や果実、葉に蓄えられます。動物、人間はそれら植物を摂取して栄養を得るわけですが、元はすべて土の中の成分なので、大地の成分を摂取しているわけです。

一般的に植物は砂の中では育つことができませんが、土の中では育つことができます。

砂と土の違いはそこに、生物の遺骸およびその腐敗物、微生物が存在しているかどうかということです。土の中に微生物がいないと根からうまく栄養は吸収されません。人の腸の粘膜の拡大写真を見ると、小さな突起状の構造が存在して一見植物の根のような構造になっています（図7）。植物と同じように腸の中に腸内細菌がいないと腸の中にうまく栄養分を入れることができません。腸内細菌がどの栄養分をどの程度入れるかコントロールしているからです[Am J Clin Nutr. 2011]。腸の中には僕たちにとってよいことをしてくれる菌、善玉菌を豊富に取り揃えなくてはいけません。

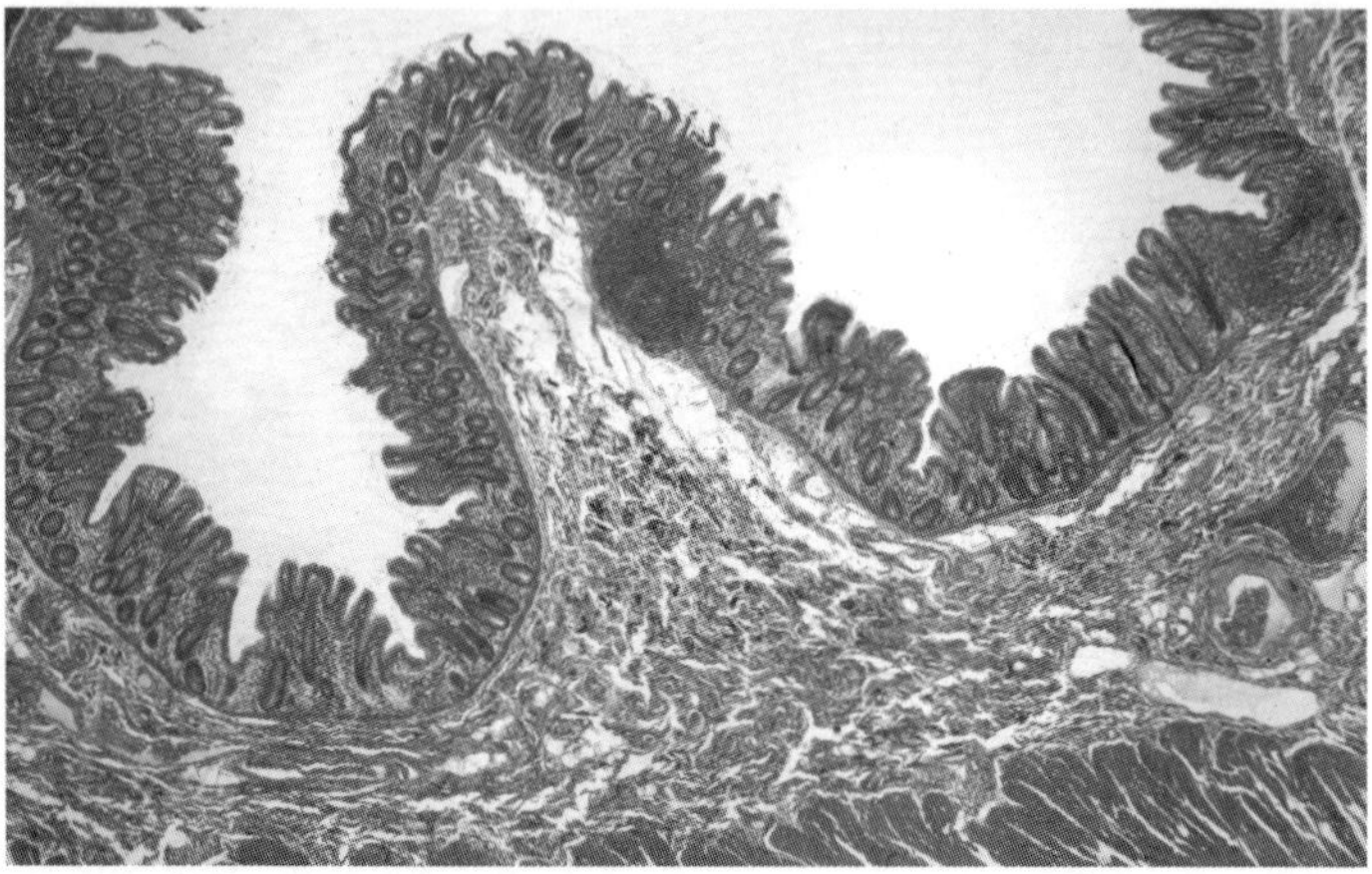

図7　腸の粘膜　出所:Depositphotos.com

「野菜を食べよう」と言うと、マイナスの反応をする人がいます。

「化学肥料と化学農薬を使った農業が慣行化したこの50年の間に、ニンジンのビタミンA含有量はおよそ3分の1、ホウレンソウのビタミンC含有量は4分の1以下に減っている。野菜の栄養価はがた落ちしているのであまり食べる意味はない」

しかし、代わりに何を食べるのでしょうか？ 大地の成分を体に取り込むには、野菜や果物のほかに代わりはありません。善玉菌のメインの餌である難消化性でんぷんや食物繊維を摂取するためにも植物ベースの食品の重要性は疑いようがありません。大地の成分を入れるために野菜や果物を食べるという意識が重要です。3－10で紹介したように**難消化性でんぷんはレジスタントスターチとも呼ばれ、小腸では消化されず、大腸まで届くでんぷんのことです。ご飯を冷やすことで、でんぷん中のレジスタントスターチの量が増えます**［Asia Pac J Clin Nutr. 2015］。

Healthy Eating for Life

07

エナジードリンクで命を縮める

エナジードリンクと呼ばれる飲み物がコンビニで気軽に買えますが、仕事や勉強をもうひと頑張りしたい時に購入していませんか？

「滋養強壮」「栄養補給」などの成分が入っている医薬部外品（各種栄養ドリンク）と異なり、エナジードリンクは単なる炭酸飲料として販売されています。しかし、これらのエナジードリンクですが、長期の服用で健康上の危険が指摘されているのです。

２０１７年ＮＨＫの番組で若者がエナジードリンクの摂取が原因のカフェイン中毒で救急搬送されている実態が報道されました。日本中毒学会の調査で、５年間で１０１人が病院に運ばれ、うち３人が死亡していたという事例を報告していました。

エナジードリンクの中には大量のカフェインをはじめ、様々な薬効成分が含まれています。眠気防止、疲れていてもバリバリ動けるようにと何本も短時間に摂取したために事故が起こっています。

エナジードリンクの代表である「Red Bull」には1缶あたり80㎎のカフェインが含まれています。カフェイン量としては、コーヒー1杯で80㎎、紅茶1杯で50㎎程度なので「Red Bull」が特別含有量が多いというわけではありません。

しかし口当たりのいい炭酸飲料であるため、何杯も飲んでしまう危険があります。もうひとつの人気商品「MONSTER ENERGY」には1缶あたり142㎎ものカフェインが含まれているため、さらに注意が必要です。

エナジードリンクの実際の効果はどれくらいなのでしょうか？　健康な男女に「5-hour ENERGY」というドリンク（200㎎のカフェイン）を飲んでもらい、認知神経学的な作業を行ってもらいました。エナジードリンクを飲むと6時間後でも元気で疲れにくいと認識していました。

しかし実際の作業効果はエナジードリンクを飲んでも飲まなくても変化はありません

でした。すなわち元気な気分にはなるけれども、パフォーマンスの変化はなかったということです［J Caffeine Res. 2014］。そして、血圧、心拍数に関してはエナジードリンクを飲むと有意に上昇していました。さらにその作業中の脳血流は低下していることも示されています［Am J Cardiol. 2015］。

エナジードリンクではそのほか、不整脈、てんかん、自殺企図なども指摘されています［Postgrad Med. 2015］。カフェイン含有量が同程度のコーヒーの摂取は不整脈の発生とは相関を認めないことと対照的です［Perm J. 2011］。エナジードリンクにはカフェインだけでなく、ガラナなどの成分、大量の砂糖なども含まれています。長期的な服用の影響に関してのデータはまだ不十分ですが、明らかな睡眠の質の低下［Sleep Disord. 2019］、アルコールとの同時摂取での致死的な不整脈の増加は指摘されています［Food Chem Toxicol. 2019］。動物実験ではエナジードリンクの摂取は心臓の筋肉の菲薄化《ひはくか》（薄くなる）とミトコンドリア機能の低下が認められています［Anatol J Cardiol. 2018］。長期的な安全性データがないこと、飲んでもそれほど作業効率は上がっていない事実から、エナジードリンクを飲みながら命を縮めるリスクを負って作業するよりも、いったん睡眠をとって回復してから仕事や勉強する方がよいのです。

Healthy Eating for Life

08

エッセンシャルオイルを自宅に常備

エッセンシャルオイル（精油）を使ったことはありますか？　エッセンシャルオイルはアロマを愛するおしゃれな女性だけが使用するものではなく、紀元前3000年の古代エジプト時代ではすでに医療や健康の目的で使用されてきた歴史のあるものです。エッセンシャルオイルの粒子は、花、葉、樹皮、根、樹脂、皮など、植物の様々な部分を抽出した強い香りを持つ高濃度の油です。数百種類存在するエッセンシャルオイルに関しては、**ホルモンバランスの調整**［Neuro Endocrinol Lett. 2017］、**免疫力向上**［Evid Based Complement Alternat Med. 2016］、**脳機能改善**［Front Aging Neurosci. 2017］、**鎮痛効果**［Pain Res Treat. 2016］、**抗うつ効果**［Complement Ther Clin Pract. 2012］など、その効能についての医学文献の数に驚くかもしれません。

ぜひ持っておきたい5つのエッセンシャルオイルを紹介します。

❶ラベンダー

枕に垂らして睡眠改善効果が期待できること［Iran Red Crescent Med J. 2015］で有名なラベンダーオイルですが、そのほかにも多くの健康上の利点があります。ラベンダーは強力な抗酸化物質で炎症を抑える効果があります［An Acad Bras Cienc 2015］。そのために火傷や切り傷の改善効果、鎮痛効果なども認めます。最も使用されているエッセンシャルオイルであり、ディフューザーに入れて芳香剤として使用したりすることによりリラックス効果を得ることができます。

❷フランキンセンス

フランキンセンスは乳香とも呼ばれ、ボスウェリア属の木の樹液からつくられるオイルです。伝統的に薬として使われ、その歴史は6000年以上前までさかのぼります。神聖なオイルとして認知され、キリストの生誕の際に、世界で最初に送られたクリスマスプレゼントのひとつです（あとは金とミルラオイル）。

古代エジプトでは、ミイラづくりのために防腐剤として使われていました。抗炎症作用、去痰《きょたん》(痰を出す)作用、防腐作用、さらには抗不安作用や抗神経作用を持ちます［BMJ. 2008］。何世紀にもわたって民間療法として使用されており、喘息、皮膚病、胃腸炎などの治療薬として使用されてきました。その抗炎症作用のため、膀胱がんをはじめとする抗がん効果があることが期待されています［BMC Complement Altern Med. 2009］。

❸ メラルーカ

ティーツリーオイルという名前でも有名です。メラルーカの葉は、オーストラリアの先住民のアボリジニが薬草として伝統的に使用してきました。強い抗菌効果と抗真菌効果がありますが、抗生物質のような薬剤耐性の心配がありません［Open Microbiol J. 2014］。抗ウイルス効果も高く、うがい薬として使用することも有効です。そのため感染が誘因となるにきび(尋常性痤瘡)や、水虫(足白癬)の治療薬としても有効です。水で薄めてスプレーするとテーブルの消毒薬としても使用できます。風邪の流行る季節にはマスクの中に垂らして吸入したり、オイルに薄めて直接皮膚に塗り込んで感染対策とすることができます。

❹ペパーミント

最も多く使用されるエッセンシャルオイルです。日本ではセイヨウハッカとも呼ばれているミントの葉は古くから薬用や食用として幅広い用途で使われています。メントールのスッとした香りと、体につけた時のひんやりとした感触がなんともいえない爽快感を与えてくれます。いわゆるミントの香りとして、アイスクリームやハーブティーに入れて摂取することもできます。抗菌効果があり、口臭予防などのマウスケアや胃腸の機能の改善を認めます[Dig Liver Dis. 2007]。抗炎症効果、鎮痛効果、皮膚の改善効果があることから、ラベンダーオイルと混ぜて日焼け後のケアスプレーとして使用することが有効です。

❺オレガノ

僕が風邪をひきかけたかなと思った時に最初に手にするのがこのオレガノオイルです。間違いなくナンバーワンの抗菌効果、抗真菌効果、抗ウイルス効果を発揮します。新鮮なオレガノの葉や乾燥したオレガノの葉は料理にも使用されますが、風邪、消化不良、胃のむかつきを治療するための伝統民間医学で長い間使用されています。カルバクロールという抗酸化物質を含み、オイルは独特な刺激臭があります。腸内の慢性のカンジダ症に対して有効です［Mol Cell Biochem. 2001］。そのため腸内環境を改善する際にも使用しますが、腸の環境を整えようと飲んでいたら、水虫（足白癬）が治癒してしまった人もいます。強力なオイルであるため、10日以上連続で服用しないように気をつけます。

こうしたたくさんの種類のエッセンシャルオイルのほか、ブレンドオイルもあり、自分の好みに合わせて香水などをつくると、市販の化学物質が大量に入った香水を使用しなくてもよくなります。

Healthy Eating for Life

09

姿勢を意識する

健康のことを考える時に、食事、運動、睡眠、ストレスについてはいろいろ対策を考えますが、姿勢をよくすることを意識していますか？　立った時の自分の姿勢、座って作業する時の姿勢に注意していますか？

スマートフォンを見たり、パソコンに向かって作業する機会の多い人は、どうしても覗き込むように顔が前に出て、肩甲骨が前方に移動し胸郭が縮こまってしまっています。その姿勢に普段から気をつけていない人は、頭を突き出したような姿勢で固まってしまっています。最近では10代でも頭が前に飛び出した姿勢の人が多いので、頸椎のレントゲンを撮影するとすでに変形が始まっています。

人の背骨、脊椎はS字を形成しています。脊椎の背中側を太さ1㎝ぐらいの脊髄という神経が走っています。脊髄が通る脊椎のスペースはS字の形の時に最もスペースが広くなるように配されています。姿勢が悪いということはこのスペースを潰しているということです。すなわち脊髄神経を圧迫していることになります。圧迫を受ければ頭痛、頸部痛、手足の痛みが出現しても不思議ではありません[Curr Rev Musculoskelet Med 2019]。

脊髄神経からは手足に至る神経だけでなく内臓にも神経が出ています。心臓、肺、腸、膀胱、肛門まですべて脊髄から神経が出ています。姿勢が悪いとこれらの臓器に異常が出ても不思議ではないことは理解できるでしょう。姿勢が悪いだけで、肺活量が少なくなり、呼吸機能が低下します[J Phys Ther Sci. 2019]。呼吸機能の低下は全身への酸素の供給と血液のｐＨバランスに多大な影響を与えます。姿勢が悪いと腹圧が絶えずかかった状態となり、尿失禁のリスクも上昇します。便秘の人も総じて姿勢の悪い人が多いです。腰痛持ちの人に便秘の人が多い傾向も外来診察をしていると感じます。排便の際に適切に腹圧がかからないこと、脊髄から腸への神経刺激のバランスが悪化していることなどが理由として考えられます。便秘を改善するために姿勢を意識しなくてはいけないということをご存じの方は少ないと思います。

正しい姿勢とは、立位では、頭の位置が骨盤の真上に乗っていることです。肩を下げて肩甲骨をやや後方に引きます。自分の鼻の位置が胸骨よりも前に出ないこと、横から見ると耳の位置が肩のラインの上にあることを確認します。おなか周りをしっかりと固めることが重要で、へそをなるべく脊椎に近づけるように、おなかをやや引っ込めるような姿勢で立ちます。このような力の入れ方をしているとへそ下の「丹田」に力を入れることが意識できるようになります。４－８では全身を意識的に鍛えるべき筋肉のお話をしましたが、これらの筋肉は姿勢を維持する上で重要な筋肉です。

Healthy Eating for Life

10

あなたは今日何回笑いましたか？

ところで、今日あなたは笑いましたか？　自信をもって「はい」と答えられなかったら、かなりマズイと思ってください。人は意識して笑わなければどんどん笑わなくなってしまいます。いま自分の顔を携帯の写真撮影で見てみてください。深いほうれい線とともに唇の角が下向きになっていたら、すぐに笑顔のトレーニングが必要です。

人は年々笑わなくなってしまうことが研究でも示されています［J Epidemiol. 2016］。65歳以上の日本人男女の2万人以上のデータですが、毎日笑っていると答えている人は43％しかいませんでした。このアンケートでは他の選択肢として、週に1～5日笑う、月に1～3日笑う、笑うことはない、があるわけですが、それぞれ37％、12％、8％でした。

この研究は笑う頻度と疾患の関連を見るための研究だったのですが、**笑わない人は心臓病と脳卒中のリスクが明らかに高かった**のです。このことは、喫煙とか肥満などの影響を取り除いても変わりなく、やはり笑わない人の方がリスクが高いという結果でした。

笑いと健康の関係の研究はほかにもたくさん行われています。笑うことによって不眠症の改善が見られたり〔Geriatr Gerontol Int. 2011〕、免疫機能を向上させたり〔Biomed Res. 2007〕、糖尿病の改善効果〔Geriatr Gerontol Int. 2013〕も報告されています。人間の体はメンタルの状態と常につながっています。面白いことがあって笑っているから健康ではないのです。これらの結果は「笑う」というプログラムを通じて健康改善効果が報告されています。「笑う」という行為を意識的に行うだけで健康状態が改善します。

子どものころは意味もなく笑うことができているのに、大人になるといつの間にか笑うことがなくなります。そのためある程度の年齢、とくに40歳を超えたら自ら意識して「笑うトレーニング」をしなくてはいけません。

健康スクールの生徒さんたちにはこの笑顔トレーニングというものを行ってもらっています。最初のころはこれまで使わなかった頬部《きょうぶ》の筋肉を使うので顔の筋肉痛を覚えますが、2週間も続けるとあまり意識しなくても筋肉が動くようになってきます。当然表情が変わり、周りの人の反応が激変することに驚く人もいます。いままで自分の表情がどれだけ周りに影響を与えていたかが分かります。もしどんな風に笑ったらいいか分からなければ、「デュシェンヌ・スマイル」〔Psychol Sci. 2012〕とネットで検索して、その笑顔をイメージして鏡の前で練習です！

Healthy Eating for Life

11

足るを知る、ライフスタイル。それが少食ライフ

自分に何かが足りないといつも探していませんか？　物質的な豊かさは現代では疑いようがありません。食べ物に困ることはなく、いつでもスマホで好きな情報、動画を鑑賞できて、ネットで注文すれば翌日にはモノが届く。ですが人々はいつも何らかの不安を持ちながら生きています。時代が変わっても、物質的な豊かさが変わってもストレスを抱えて生きている人の割合は変わりません。僕はモノでも情報でも「もっと、もっと」と求めることがすべての間違いだと思っています。

健康にとって一番大事なことは何か？　それは「思考」の力を理解することです。食事、運動、睡眠どれも大事です。ですが、どんなにいい食事をして、運動して、睡眠不

足のない生活を心がけていても、いつも何かを心配して、自分を責めるような思考習慣を持っている人は健康状態が改善するのは難しいのです。

いままでの思考を変えること

いつも腹を立てている人に、突然ポジティブ思考で考えて笑顔で接しましょうとか、心配性の人にがんになることや将来寝たきりになることに不安を抱くのをやめましょう、と言っても無理な話です。この思考も習慣であることを理解すると、食事、運動、睡眠と同じような習慣化のトレーニングをすることが必要になってきます。

いま何を考えていますか？　人は何も考えていない瞬間があると考えていませんか？いま自分たちが考えていることは意識的に考えているという自覚であって、脳は24時間365日考えています。意識的に考えることでは脳は50bps（ビット　1秒あたりのビット数＝情報処理能力）程度の情報しか処理できませんが、無意識のレベルでは1100万bpsの情報を処理しています［Front Hum Neurosci. 2014］。理由はないけれども、この人が好きとか嫌いという反応はこの22万倍の無意識レベルの反応で処理されています。目の前にお菓子が出てきて、これを食べようという意思決定をする0・35秒前にはすでに無意識の脳がその意思決定の信号を出しています[Proc Natl Acad Sci U S A. 2016]。つまみ食いしてしまうその決定はあなたの意思で行っているのではなく、無意識レベルで決定されているのです。

そのため、この無意識の脳の意思決定が望まない結果を引き起こしているのなら、意識的に無意識レベルの脳の決定の変更に取り組んでいかなくてはならないのです。このトレーニング、習慣化には特別な知識やモノはいりません。

いいえ、むしろ知識やモノは邪魔になります。現状の中で、この望まない意思決定をさせる要因は何か？　1日数分でいいので瞑想を行って脳の中で会話をしてほしいのです。その中で**感謝のルーティン**を取り入れてください[Front Psychol. 2019]。

朝起きることができた。
毎日歩くことができる。
ご飯が食べられる。
家族が笑って暮らしている。
職場で協力をしてもらった。
人の優しさに触れることができた。

どんなことでも意識して感謝して生きる

現状で十分に足りているということを理解して、人生を否定的に考える思考を無意識からゆっくり排除していきます。

これは決してスピリチュアルな話をしている訳ではありません。僕は霊感も第六感もない典型的な理系人間です。

しかし、この思考の力や意識の力を使ってコントロールすると、リアルに現実が変わっていきます。因果関係が認められれば、それは立派な科学の話です。瞑想の有効性もすでに研究で証明され、脳科学の一領域として認識されています [Prog Brain Res. 2019]。

毎日の瞑想の中で本当に自分が望むもの、未来を考えます。22万倍の無意識の「もっと、もっと」を、いったん現状で「足りている」に書き換えることができれば、脳の意志力がどんどんたまってきます。そのたまった意志力を自分の望む本当の未来に向けていってください。

そのころには**「足るを知る」**という感覚が腑に落ちて、自然と腹八分で食事が止まっていることと思います。

エピローグ
少食ライフ、5つの実践

２０２０年9月、多くの人が新型コロナウイルスに対する不安を覚えていた時期に、『食べても太らず、免疫力がつく食事法』が出版されました。その後、程なくして、クロスメディア・パブリッシング社から、「節食」というテーマで次回作を書いてもらえませんか？　という依頼をいただきました。

節食とは「節度ある食生活の中で、何を、どれくらい食べるのか」ということ以外に、「いつ食べるか」という点も考慮しなくてはいけません。１日のうちの食事時間を制限する間欠的ファスティングがいかに体の生理的機能にフィットした食事法であるか、自分自身が体感しています。

もともとは僕自身の排便は2〜3日に1回というペースでしたが、16時間の食べない時間の間に排便が周期的に出るような体に変わりました。

❶腹八分目で食べる
❷加工食品を避ける
❸食物繊維・抗酸化物質をとる（＝野菜・果物）
❹動物性たんぱく質・乳製品は嗜好品だと考える
❺水を飲む

この変化は僕だけでなく、健康スクールの生徒さんたちも多くの方が経験しました。本書執筆にあたって、これまでの生徒さんの顔を浮かべながら事例を書いてきました。今回は実際のスクールでの体験も読者のみなさまにシェアしたいなと思い協力いただきました。協力いただいた、荒木さん、柴田さん、藤城さん、山中さんに深く感謝します。

いまはなるべく食べないこと、1日1食の食事が健康によいという風潮もあります。人の体は思ったより頑丈で、食べなくても意外に平気なものです。そのため食べないことで食べすぎよりは短期的には元気になった気分になります。しかし本書の1－7で紹介した世界の中の長寿地域であるブルーゾーンの人々の食事を研究しても、野菜中心の食生活で腹八分目まで食べますが、**決して食べないことが健康であるとは読み取れません。**規則正しく食べる時間を一定にして、腹八分で食事を終えて満腹で就寝しないことが何よりも重要だと思います。

しかし、書きながら考えたことは、食事のコントロールだけではやはり不十分だなということでした。現代特有の食生活のうち何を選択していくか？　加工食品やファーストフードをいつも食べていることの危険についてはどうしてもメッセージとして残したいと思いました。そうなると、結局運動やストレス、そして便秘、デトックスも書かなければとなり、多岐にわたる内容となってしまい、こんなにいろいろ気をつけていかなくてはいけないのか？　と読者の方々を少し混乱させたかもしれません。

これまでたくさんの健康法やサプリメント、健康グッズを試してきましたが、これ1つで健康になれるというものにはまだ出会えていません。現時点でのベストは、毎日持続可能な、スーパーで買える食材で食事をつくり、毎日運動を欠かさずに、熟睡するというところに落ち着いています。そして対人関係でストレスを感じない思考法が加われば、現在と将来の健康不安のほとんどは消失してしまいます。

本書の内容が自分に合うかどうか、1つずつ試しにやってみて、自分に合っていると思えば習慣にすることを繰り返していってください。あなたが習慣として習得できることはせいぜい1カ月に1個です。ですが、1年経てば12個の健康的な習慣が身についていると考えれば、目の前の1つの健康習慣に集中して取り組めばいいことになりますから、かなり気が楽になるのではないでしょうか。僕自身現在でも1つずつ健康習慣を積み上げていっています。

「40歳を超えた人の99％は、その後の人生を変えることなく惰性で生きていく」
ある先生から言われた言葉です。不健康な食習慣をしている人はずっと不健康な食習慣のままだし、運動をしていない人はずっとしないまま、他人に対していつも怒りやストレスを感じている人は、その人間関係をずっと続けていきます。これはある意味真実ですが、必ずしもそうではないといま僕は感じています。

45歳までの僕はただ自分の時間を仕事に投入して働く医師でした。

そしてひたすら昨日と同じ今日を生きて、明日も同じことをするつもりで意識を失うように眠りについていました。確かにその生活を続けていればその後の人生を変えることなく惰性で生きていったと思います。何か変化があると言ってもせいぜい開業医にでもなろうかなと考える程度の変化で、何ら変わることがない思考と発言と行動と習慣を繰り返すことで人生を終えていたでしょう。これまで何か自分は特別な存在なのではないのか？　とちょっとした期待をしている自分がいましたが、医師として多忙であるということ以外は、他の人と何ら変わらない人生を送っていたのだと思います。

しかし、48歳のいまは、自分でも想像していなかった劇的な変化が訪れています。

外科医として働くことだけではなく、オンラインで健康のスクールを運営し、本を出版し、そして13万人以上の人にYouTube動画を見てもらっています。45歳の自分に想像するようにといっても決して想像ができない変化が起きている訳です。この変化の始まりは一体どこから起こったのか?

バタフライ効果という言葉をご存じでしょうか? これは気象学者エドワード・ローレンツ先生が気象に関する講演で、ブラジルでのバタフライ(蝶)の羽ばたきが、巡り巡って米国のテキサスでトルネードを引き起こす可能性もあるのだから長期の気象情報を予測することはできない、という話をしたことから使われるようになった言葉です。現在では、ほんの些細なことが様々な要因に繋がり、結果的に非常に大きな事象に繋がることがあるという意味で使われています。

僕のバタフライの羽が羽ばたいたのは、寒い冬の日にある健康本を手にとって健康に興味を持った時でした。その1日から端を発して、様々な学びと出会いが生まれました。40歳を超えていても人生は自分が想像していない形で展開されていくことを体験したいまでは、人間はいくつになっても、本人の思考を変えることができれば、人生を変えることができると確信を持っています。

ですから、僕を変えた本との出会いの日は鮮明に覚えています。自分自身の健康に対しての自信、将来の健康不安を払拭できる人生の変化を、この本を手にした方全員に感じてもらいたいと思っています。

本書を手にした今日という日を思い出して、3年後、5年後のあなたが「あの日が始まりだったな」という日が訪れることを願ってやみません。

最後に、健康グッズやサプリメント、訳のわからない食品が毎日のように届けられてきても、笑って見守ってくれている妻の賀子さん、学校でお父さんのYouTube動画を宣伝してくれている長男の達也、ロフトからこっそりYouTubeの撮影を聞いていて、「よかったよ」といつも言ってくれる次男の陽路に、いつも感謝しています。

僕は日本という国が好きです。歴史も気候も食べ物も文化風習もすべて素晴らしいと思っています。この素晴らしい日本を子どもたちの世代にも繋いでいけるようにするためには、僕たちの世代が健康を維持していき、若い世代になるべく負担をかけないようにすることが重要だと思っています。そのためにできる情報の発信をこれからも続けていく所存です。

２０２１年5月吉日
石黒成治

付録

Dr Ishiguroの
健康スクール
座談会

Fさん　千葉県在住47歳女性
Aさん　岐阜県在住49歳女性
Yさん　大阪府在住65歳女性
Sさん　埼玉県在住39歳女性

――お忙しいところわざわざお越しいただきまして、ありがとうございます。今日は6カ月間経験していただいたスクールの生の声を、読者の方々へお届けしたいと思い、お集まりいただきました。最初にスクールに入る前のお悩みからお聞かせいただけますか？

2020年3月にYouTubeでコロナの情報を探していた時に先生の番組を知りました。最初はコロナ情報だけを見ていたんですけど、他の動画も面白くて、いつの間にか全部見ていました。スクールに入る前の悩みは人生最大の体重になって、自分でもどうしたらいいか分からなくて。自己流にダイエットをやってたんですけど、2～3kg痩せるけど、そこでストップしてしまう。もう、以前の体重には戻れないんじゃないかって、諦めの気持ちでいたんです。そこで1カ月のファスティングを含む「健康習慣28days」のプログラムに参加しました。

17年前に夫を胃がんで亡くし、その時から妙に健康オタクになったんですね。食べるものとか、いま思えば、夫に対してもっとこうしてあげればよかったっていうことがいっぱいあるんです。その時はあたふたするだけで、「何かできないだろうか」って思うだけでした。いろんな番組とか本を読んでは、「これはいい」「あれはいい」などと、ずっと何年間もやってきたんです。結局は断片的な知識しか持てない。ここから先、私もダメになっていくんじゃないかな、と感じて不安になってきたんです。そんな時に先生のYouTubeを見て「あれ、この先生本当のことを言っている」って思ったんです。そうじゃないYouTubeもいっぱいあったので。登録したLINEで「健康習慣28days」のプログラムの募集がありまして、ピンと来て入会しました。

中学生のころから便秘で悩んでいたんです。50に近づくし、本当にここで治しておかないと「やばいな」っていう危機感が私の中でありました。それから、仕事をしていて物忘れがすごく激しくなったことも入会の理由です。そのころ、自分に自信が持てなくなって暗くなっていたので、本当になんとかしないとやばいぞって、気持ちになっていました。先生が大腸の専門医ということで惹かれたこともあります。プログラムがあると知ると、絶対にやりたいと思って申し込みました。私は他人からも影響を受けやすく、自分は弱いなと思っているんです。実際スクールに参加してみると、感情面までサポートがあるとは思わなかったので、とてもよかったです。

企業内で健康管理・健康指導をする仕事をしています。求められる内容としては、最近はメンタルヘルス対策の方が多いですが、保健指導の業務も行っています。ですが、健康指導が本職と言いつつ、そんなに栄養学の知識がある訳でもなかったので、自分の指導にずっと自信がなく、自分自身に疑問を感じたり、納得できない状態が続いていました。そんな中、たまたま、友人と一緒にファスティングをやる機会があったのですが、適当にやってしまったので、とても体調が悪くなってしまいました。「これはまずい」と思って、そこから「ファスティングってなんだろう？」って調べ始めたんです。そんな時、友人から石黒先生のことを紹介していただき、「腸活」について勉強したいと思い、縁あって参加いたしました。

――次にスクールで6カ月間経過した後の変化について教えてください。

63kgあった体重からマイナス10kg痩せました。以前、酵素ドリンクを使ったファスティングをやってたんですけど、結局リバウンドしちゃうんです。その繰り返しで太りやすい体になってしまいました。スクールに入る前は「痩せたい」の一心でしたが、実際にコースを受講すると、無理なくできました。

めまいがあったり腰痛があったり肩こりがあったんですが、それが不思議となくなりました。あと膀胱炎だったんですが、それもすっかりなくなりました。一番大きかったのは、このプログラムをやってたら「絶対に病気にならない」という気持ちになることですかね。とくに私が恐れていた「がんになりたくない」という思い。そのことすら頭によぎらなくなったんです。不安がなくなって、自分に自信を持てるようになったことがすごく大きかったですね。

何よりも便秘に対する考え方が変わりました。食事、運動習慣、姿勢、ストレス管理、睡眠……。すべて何ひとつかけてもいけないんだっていうのが勉強になりました。巷では「分かりやすい」ことがウケてますが、それは健康とはかけ離れています。まだ便秘が完全に治っているとは言い難いですが、以前よりもはるかに改善できている実感が伴っています。

体重はもうちょっと減らしたかったところなんですが、6kgぐらい減りました。それから、私はアトピー性皮膚炎に悩まされていましたが、塗り薬をいつの間にか使わなくなりました。自己流でやったファスティングでは具合が悪くなりましたが、先生の言う通りにやると、なんなく実践することができました。やはり理論ベースは大事だと思います。そして、先生が生徒さんに寄り添う姿を間近で見て勉強できたことも、実りがありましたね。職業柄、私自身の仕事にも影響がありました。

――それではスクールで印象に残ったカリキュラムはなんでしょうか?

カリキュラムで印象的だったのは、「笑顔トレーニング」「瞑想」「感謝」ですかね。まさかこういうことが「健康スクール」のプログラムに入っているとは思わなかったです。

石黒先生が語るというギャップにもびっくりしました。あまり紐づかなかったんですよね。「笑顔トレーニング」は本当にやったことがなかったのですが、どんどんみんなの表情がよくなって柔らかくなっていくのを見るのは、すごく勉強になりました。6カ月という長いスパンで先生に寄り添っていただいて、みんなで過ごしたことが大きくて。これが1カ月か2カ月くらいだと、人って変われないし、習慣が身につかないですよね。スクールでの学びの期間は、すごくありがたかったですね。

朝のレモン水はつらかったです。私は酸っぱいのが本当に苦手だったので。朝からレモン水を飲まなければならないのはきつかったんですけど、それでも強制力があるとできますよね。強制されなかったら絶対にやってなかったと思うんですよ。実は1週間前にレモンがなくなった時、ちょっとサボってみたんですね。そうするとやっぱり違いがよく分かったんです。グループで実行するので、自分ひとりではないところが大きかったですね。「私だけ落ちこぼれになりたくない」という思いと、みなさんがそれぞれに悩みを持ちながら一生懸命になっている姿を見たら、自分だけ「やめときます」っていうのは絶対に言えないですね。

私の場合、ちょうどアレルギー性皮膚炎がひどくなった時期でした。一日一日がストレスを抱えないように生活するだけで精一杯なのに、「未来瞑想」とか言われても……。そんな気分でスタートしたんですが、本当にみなさんの笑顔の変化を毎日見ているうちに、

「私も笑顔で頑張らなきゃ！」って思えてきたんです。私は本当にみなさんのおかげで6カ月楽しく過ごすことができました。

先生のスクールは、どのワークもみんなの一体感を重視して取り組むので「こんなに素晴らしいスクールは他にはないなぁ」と思いました。印象に残ったのはファスティングで、みんなで毎日書き込んだり、ほかの人が投稿してるのを見て、自分も頑張ろうと思えたことですね。先生はいつもメンタルケアの大切さをおっしゃっていました。「未来瞑想」のワークは私のお気に入りでした。

――このスクールを経験して今後の人生でシェアしたいことはありますか？

周りの人から「どうやって痩せたの？」「食生活で面白いことやってるね」などと興味を持ってもらっているので、今後はそういった健康へ関心がある人たちに自分が気づいたことを伝えられたらいいなと思います。

もし私の周りにがんになった人がいたら……いつも、そう思っていました。ですが、いまは「がんを予防するにはどうしたらいいか？」という考え方へ変わりました。いま私は年齢が65歳なんですけど、この年齢になっても変わることができるということを、周りの人たちに伝えていきたいですね。

運動も習慣化されて、体も変わってきた。そして、メンタルも強くなりました。このまま体を変えていきたいです。

会社の中だと時間や資源はかぎられていますが、参加型のオンライングループワークで、従業員のみなさんに楽しんでいただけるような企画ができないかなぁと模索中です。また、会社の外でも、パーソナルセッションなど、石黒先生の教えを広げる活動もしてみたいですね。プライベートでやりたいことは、もうちょっと体重を減らして、好きな洋服を着ておしゃれを楽しみたいですね。

――最後にDr Ishiguro の感想をお願いします！

そうですね、思っていた以上に柔らかい人でした。お医者さんって堅いイメージが一般的ですよね。瞑想とか笑顔トレーニングとかアファメーションとか。医学界ではそういうことに後ろ向きなイメージがあります。でも、石黒先生は幅広い知見をベースに新しい医学の形を考えていらっしゃるんだなぁと思いました。

一番印象的だったのが、想像していたよりマッチョだったことです。時々チラ見せする、先生の体が素晴らしいなって思ってました。いつも本気で「真の健康について」追求しているという印象です。

医師の指導となると、どうしても医師と患者という上下関係になりがちですが、石黒先生は、いつもメンバーに寄り添う姿勢で、ご自身も一緒に健康行動に取り組んでいらっしゃいます。それが自然にできる医師ってなかなかいないですし、すごいなぁと思います。先生のお人柄と人間力ですね。

——ありがとうございます。僕はいつも人に恵まれていて、スクールに参加する方々はみなアクティブです。「やってみようかな」と考えて実行できる人って、現実には少ないと思います。人は見たい、聞きたいものしか、見ないし聞かない。そんな中で参加していただいたみなさんは、1日、2日、3日やっていくと、その過去はすでに書き換わり始めているという実感があったと思うんです。それが1カ月たち半年たてば、ほとんどの人の思考が書き換わる。半年後くらいにはまったく違う自分になっている。そのことがそれぞれの発言から読み取れました。微力ではありますが、今後もみなさんとともに「健康」というテーマを研究し実践したいと考えています。今日はお忙しい中、本当にありがとうございました。そして半年間の受講、お疲れさまでした。

【著者略歴】
石黒成治（いしぐろ・せいじ）
消化器外科医、ヘルスコーチ
1973 年、名古屋市生まれ。1997 年、名古屋大学医学部卒。国立がん研究センター中央病院で大腸がん外科治療のトレーニングを受ける。その後、名古屋大学医学部附属病院、愛知県がんセンター中央病院、愛知医科大学病院に勤務する。2018 年から予防医療を行うヘルスコーチとしての活動を開始。腸内環境の改善法、薬に頼らない健康法の普及を目的に、メールマガジン、YouTube、Instagram、Facebook などで知識、情報を分かりやすく発信している。Dr Ishiguro YouTube チャンネル登録者数は 13 万人（2021 年 5 月現在）。
https://www.youtube.com/c/guroguro114

医師《いし》がすすめる 少食《しょうしょく》ライフ

2021 年 6 月 21 日　初版発行
2021 年 10 月 8 日　第 5 刷発行

発行　株式会社クロスメディア・パブリッシング
発行者　小早川 幸一郎
〒151-0051　東京都渋谷区千駄ヶ谷 4-20-3 東栄神宮外苑ビル
https://www.cm-publishing.co.jp
■本の内容に関するお問い合わせ先 …………………… TEL (03)5413-3140 ／ FAX (03)5413-3141

発売　株式会社インプレス
〒101-0051　東京都千代田区神田神保町一丁目 105 番地
■乱丁本・落丁本などのお問い合わせ先 ……………… TEL (03)6837-5016 ／ FAX (03)6837-5023
service@impress.co.jp
（受付時間　10:00 ～ 12:00、13:00 ～ 17:00　土日・祝日を除く）
※古書店で購入されたものについてはお取り替えできません
■書店／販売店のご注文窓口
株式会社インプレス　受注センター ……………………… TEL (048)449-8040 ／ FAX (048)449-8041
株式会社インプレス　出版営業部 ………………………………………………… TEL (03)6837-4635

カバーデザイン　萩原弦一郎（256）
本文デザイン・DTP　荒好見
印刷・製本　中央精版印刷株式会社
イラスト　齋藤稔（G-RAM）
校正　円水社
ISBN 978-4-295-40558-0 C0030